Canabidiol
Compêndio **Clínico-Farmacológico** e **Terapêutico**

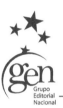

O GEN | Grupo Editorial Nacional – maior plataforma editorial brasileira no segmento científico, técnico e profissional – publica conteúdos nas áreas de ciências humanas, exatas, jurídicas, da saúde e sociais aplicadas, além de prover serviços direcionados à educação continuada e à preparação para concursos.

As editoras que integram o GEN, das mais respeitadas no mercado editorial, construíram catálogos inigualáveis, com obras decisivas para a formação acadêmica e o aperfeiçoamento de várias gerações de profissionais e estudantes, tendo se tornado sinônimo de qualidade e seriedade.

A missão do GEN e dos núcleos de conteúdo que o compõem é prover a melhor informação científica e distribuí-la de maneira flexível e conveniente, a preços justos, gerando benefícios e servindo a autores, docentes, livreiros, funcionários, colaboradores e acionistas.

Nosso comportamento ético incondicional e nossa responsabilidade social e ambiental são reforçados pela natureza educacional de nossa atividade e dão sustentabilidade ao crescimento contínuo e à rentabilidade do grupo.

Canabidiol
Compêndio **Clínico-Farmacológico** e **Terapêutico**

Mauro Geller
Professor Titular de Imunologia e Microbiologia da Faculdade de Medicina do Centro Universitário Serra dos Órgãos (Unifeso) e do Curso de Pós-Graduação em Imunologia Clínica do Instituto de Pós-Graduação Médica Carlos Chagas. Coordenador do Setor de Facomatoses – Genética Médica da Universidade Federal do Rio de Janeiro (UFRJ). Professor da Pós-Graduação em Clínica Médica da UFRJ. Professor Colaborador da New York University Medical School. Pós-Doutorado em Imunogenética pela Harvard University. Doutor em Clínica Médica pela UFRJ. Especialização em Imunologia pela Universidade Federal Fluminense (UFF). Especialista em Clínica Médica pela Santa Casa de Misericórdia do Rio de Janeiro.

Flavio Steinwurz
Master do American College of Gastroenterology. Membro do International Organization for the Study of Inflammatory Bowel Disease (IOIBD). Presidente da Brasil/Rússia/Índia/China/África do Sul - Inflammatory Bowel Disease (BRICS-IBD) Consortium. Ex-Presidente da Panamerican Crohn's and Colitis Organization (PANCCO). Mestre em Gastroenterologia com *fellowship* no Lenox Hill Hospital de New York, com ênfase em Doenças Inflamatórias Intestinais. Gastroenterologista do Hospital Israelita Albert Einstein e do Hospital Sírio-Libanês em São Paulo. Professor do curso de Pós-Graduação em Imunologia Clínica do Instituto Médico Carlos Chagas no Rio de Janeiro.

Segunda edição

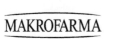

- Os autores deste livro e a editora empenharam seus melhores esforços para assegurar que as informações e os procedimentos apresentados no texto estejam em acordo com os padrões aceitos à época da publicação, *e todos os dados foram atualizados pelos autores até a data do fechamento do livro*. Entretanto, tendo em conta a evolução das ciências, as atualizações legislativas, as mudanças regulamentares governamentais e o constante fluxo de novas informações sobre os temas que constam do livro, recomendamos enfaticamente que os leitores consultem sempre outras fontes fidedignas, de modo a se certificarem de que as informações contidas no texto estão corretas e de que não houve alterações nas recomendações ou na legislação regulamentadora.
- Data do fechamento do livro: 01/03/2024.
- Os autores e a editora se empenharam para citar adequadamente e dar o devido crédito a todos os detentores de direitos autorais de qualquer material utilizado neste livro, dispondo-se a possíveis acertos posteriores caso, inadvertida e involuntariamente, a identificação de algum deles tenha sido omitida.
- **Atendimento ao cliente: (11) 5080-0751 | faleconosco@grupogen.com.br**
- Direitos exclusivos para a língua portuguesa
Copyright © 2024 by
Editora Guanabara Koogan Ltda.
Uma editora integrante do GEN | Grupo Editorial Nacional
Travessa do Ouvidor, 11
Rio de Janeiro – RJ – CEP 20040-040
www.grupogen.com.br
- Reservados todos os direitos. É proibida a duplicação ou reprodução deste volume, no todo ou em parte, em quaisquer formas ou por quaisquer meios (eletrônico, mecânico, gravação, fotocópia, distribuição pela Internet ou outros), sem permissão, por escrito, da Editora Guanabara Koogan Ltda.
- Capa: Bruno Sales
- Editoração eletrônica: Anthares
- Ficha catalográfica

G282c
2. ed.

Geller, Mauro
Canabidiol : compêndio clínico-farmacológico e terapêutico / Mauro Geller, Flavio Steinwurz. - 2. ed. - Rio de Janeiro : Guanabara Koogan, 2024.
19 cm.

Inclui bibliografia
ISBN 9788527740388

1. Medicina. 2. Canabidiol - Uso terapêutico. 3. Psicofarmacologia. I. Steinwurz, Flavio. II. Título.

24-88220 CDD: 615.7827
CDU: 616-085:633.888

Meri Gleice Rodrigues de Souza - Bibliotecária - CRB-7/6439

Colaboradores

Alessandra Bastos Soares
Farmacêutica graduada pela Universidade Metodista de Piracicaba. Conselheira Administrativa formada pela Fundação Getulio Vargas. *Leader Coach* formada pela Sociedade Brasileira de Coach (SBC). Atuação no mercado farmacêutico por 24 anos como gestora das áreas de assuntos regulatórios, qualidade e logística em empresas fabricantes, importadoras e distribuidoras de Medicamentos e Produtos para Saúde. Diretora da Agência Nacional de Vigilância Sanitária (Anvisa) nas áreas de Medicamentos e Produtos Biológicos, Alimentos e Portos, Aeroportos e Fronteiras (2017-2020). Participou, enquanto Diretora da Gerência de Medicamentos Específicos (GMESP – GGMED), dos estudos para elaboração, publicação e implementação da norma que regulamenta a Autorização Sanitária de Produtos à Base de *Cannabis* no território brasileiro. Atualmente é sócia fundadora da BS Assess Consultoria Regulatória e da Business Executive da Tavares Office Legal IP. Consultora Científica da BAT Brasil.

Alessandra Santos
Médica graduada pelo Centro Universitário Serra dos Órgãos (Unifeso). Pós-Graduada em Imunologia Clínica e Alergologia no Instituto de Pós-Graduação Médica Carlos Chagas. Mestre em Clínica Médica pela Universidade Federal do Rio de Janeiro (UFRJ).

Aline Sintoveter
Médica graduada pelo Centro Universitário Serra dos Órgãos (Unifeso). Membro do American College of Physicians. Certificação médica pela Educational Commission for Foreign Medical Graduates (ECFMG) nos EUA.

Carlos Augusto de Freitas Peregrino
Farmacêutico Industrial e Bioquímico pela Universidade Federal Fluminense (UFF). Mestre em Ciências Farmacêuticas pela Universidade Federal do Rio de Janeiro (UFRJ). Doutor em Saúde Coletiva e em Política, Planejamento e Administração em Saúde pela Universidade do Estado do Rio de Janeiro (UERJ). Professor Associado IV da Faculdade

de Farmácia da UFF. Ex-Diretor do Laboratório Universitário Rodolpho Albino (LURA), vinculado à Pró-Reitoria de Extensão (PROEx/UFF). Ex-Coordenador do Laboratório de Desenvolvimento de Novas Formulações (LDNF/IVB). Professor nos cursos de Pós-Graduação em Ciências de Medicamentos e Alimentos; Tecnologia Farmacêutica; Biotecnologia; Higiene Veterinária e Processamento Tecnológico de produtos de Origem Animal. Consultor de Desenvolvimento e Inovação em Tecnologia Farmacêutica aplicada a Produtos Naturais para a Indústria Farmacêutica, Alimentos, Cosméticos e Produtos de *Cannabis*.

Carlos Pereira Nunes
Professor Adjunto do Centro Universitário Serra dos Órgãos (Unifeso). Pneumologista e Broncoscopista pela Sociedade Brasileira de Pneumologia e Tisiologia (SBPT). Professor Adjunto da disciplina de Imunologia Clínica no curso de Pós-Graduação Carlos Chagas. Membro Titular da Academia de Medicina do Estado do Rio de Janeiro (ACAMERJ). Médico do Hospital Alcides Carneiro no Rio de Janeiro. Médico Clínico do Ministério da Saúde.

Cristiane Bastos Soares
Farmacêutica graduada pela Universidade Federal Fluminense. Especialista em Assuntos Regulatórios e Qualidade. Coordenadora da Câmara Técnica da Indústria Farmacêutica no Conselho Regional de Farmácia do Rio de Janeiro (CRF/RJ). Consultora técnica de empresas farmacêuticas. Sócia fundadora da CBS Consultoria Empresarial.

David Katz
Médico graduado pela Universidade Estácio de Sá (UNESA). Membro da Associação Médica Brasileira (AMB). Paramédico formado pelo Galveston College.

Gerson Goldwasser
Membro titular da Academia de Medicina do Estado do Rio de Janeiro (ACAMERJ). Mestre pela Universidade Federal do Rio de Janeiro (UFRJ). Atualmente é Professor Adjunto da Fundação Técnico-Educacional Souza Marques. Experiência na área de Medicina, com ênfase em Cardiologia. Membro da Sociedade Brasileira de Cardiologia (SBC) e da Sociedade Brasileira de Clínica Médica (SBCM). Ex-Diretor e Secretário do Departamento de Hipertensão Arterial da Sociedade de Cardiologia do Estado do Rio de Janeiro (SOCERJ). Chefe da Terceira Enfermaria da Santa Casa da Misericórdia do Rio de Janeiro. Professor Assistente do curso de Especialização em Imunologia Clínica, Instituto de Pós-Graduação Médica Carlos Chagas. Diretor-Presidente do Departamento de Eletrocardiografia da SOCERJ (2022/2023).

Hélio Rzetelna
Mestre em Medicina (Gastroenterologia) pela Universidade Federal do Rio de Janeiro (UFRJ). Médico da Santa Casa de Misericórdia do Rio de Janeiro. Professor de Gastroenterologia e Clínica Médica da Universidade Estácio de Sá. Professor da Fundação-Técnico Educacional Souza Marques.

Luiz Guilherme Darrigo Jr.
Doutor em Pediatria pela Faculdade de Medicina de Ribeirão Preto – Universidade de São Paulo (USP). Médico Assistente do Serviço de Transplante de Medula Óssea Pediátrico do Hospital das Clínicas de Ribeirão Preto – USP. Experiência na área de Medicina, com ênfase em Pediatria Geral, Hematologia Pediátrica, Oncologia Pediátrica e Transplante de Medula Óssea Pediátrico.

Luiz Henrique Sales
Graduado em Medicina pelo Centro Universitário Serra dos Órgãos (Unifeso). Médico no Hospital das Clínicas de Teresópolis e no Hospital São José em atendimento de emergência. Colaborador do livro *Castanha-da-Índia e Associações no Manejo da Insuficiência Crônica*, publicado pela Editora Guanabara Koogan, em 2022. Pesquisador Clínico da disciplina de Imunologia e Microbiologia do Centro Universitário Serra dos Órgãos (Unifeso). Membro do American College of Physicians.

Mariana Magalhães
Acadêmica de Medicina pelo Centro Universitário Serra dos Órgãos (Unifeso). Membro do American College of Physicians. Pesquisadora Clínica. Estagiária da disciplina de Imunologia e Microbiologia do Centro Universitário Serra dos Órgãos (Unifeso).

Marina M. Burlá
Médica pelo Instituto de Educação Médica (IDOMED) Unidade Vista Carioca, Rio de Janeiro. Bolsista do Conselho Nacional de Desenvolvimento Científico e Tecnológico (CNPq), pelo projeto de Iniciação Científica "Perfil Imunológico de Pacientes Oncológicos com COVID-19" realizado no Instituto Nacional do Câncer (INCA) desde 2020. Participante do grupo de pesquisa *Meta-analysis Academy*, especializado no desenvolvimento de metanálises. Bolsista por estágio acadêmico em Unidade de Terapia Intensiva por processo seletivo da Secretaria Municipal de Saúde do Rio de Janeiro em 2022.

Mendel Suchmacher

Professor de Imunologia Clínica do Instituto Carlos Chagas de Pós-Graduação Médica (Rio de Janeiro). Mestrado em Gerenciamento, Pesquisa de Desenvolvimento na Indústria Farmacêutica pela Fundação Oswaldo Cruz (Fiocruz). Membro do American College of Physicians. Especialista em Clínica Médica pelo Hospital Municipal Souza Aguiar. Especialista em Hematologia e Hemoterapia pelo Hemorio. Membro Titular da Academia de Medicina do Estado do Rio de Janeiro (ACAMERJ).

Rafael Nigri

Médico e Professor do Department of Medicine, Rutgers New Jersey Medical School-USA.

Renato Kaufman

Graduado em Medicina pela Fundação Técnico-Educacional Souza Marques. Pós-Graduado em Cardiologia pelo Instituto Nacional de Cardiologia (INC). Mestre em Cardiologia pelo INC da Fundação Oswaldo Cruz (Fiocruz). Doutor em Cardiologia pela Universidade do Estado do Rio de Janeiro (UERJ). Especialista em Cardiologia pela Sociedade Brasileira de Cardiologia (SBC). Atualmente é Coordenador Científico da residência médica do Instituto Estadual de Cardiologia Aloysio de Castro (IECAC). Experiência na área de Medicina, com ênfase em Cardiologia Clínica e em Cardiointensivismo.

Thais Gotfryd Ben Ezri

Médica Pediatra pela Sociedade Brasileira de Pediatria (SBP).

Foreword to the First Edition

Cannabidiol and other derivatives of the *Cannabis* plant offer potential therapeutic applications that have generated a great deal of interest in the scientific community.

This compendium offers an easy-to-read overview of the aspects of cannabidiol (CBD) that are relevant in today's environment, providing the reader with a sound background and preclinical basis for the critical step towards clinical research and applications for treating diseases. Data to date indicate that CBD does show promise and may be an alternative therapy in hard-to-treat or refractory diseases. It is through an understanding of the plant, its history, and possible mechanisms of action that it is possible to overcome some of the stigma associated with the use of CBD and recognize the potential for beneficial clinical applications.

Spyros G. E. Mezitis, MD, PhD
Assistant Professor in Endocrinology/Clinical Medicine
Weill Medical College of Cornell University
Attending Physician and Clinical Investigator
New York-Presbyterian Hospital/Weill Cornell Medicine
Lenox Hill Hospital/Northwell Health
New York, New York

Apresentação à Primeira Edição

Canabidiol (CBD) e outros derivados da *Cannabis* têm aplicações terapêuticas potenciais que geram muito interesse na comunidade científica.

Este compêndio oferece uma visão didática sobre aspectos da *Cannabis* que são relevantes atualmente, proporcionando ao leitor uma boa base científica e pré-clínica para pesquisa e aplicações clínicas no tratamento de doenças. Dados atualizados indicam que o CBD realmente é promissor e pode ser uma terapia alternativa para doenças refratárias. Alguns estigmas associados ao uso do CBD só podem ser sobrepujados por meio da compreensão da planta, de sua história e dos potenciais mecanismos de ação. Apenas isso possibilitará o reconhecimento das potenciais aplicações clínicas benéficas dessa substância.

Spyros G. E. Mezitis, MD, PhD
Assistant Professor in Endocrinology/Clinical Medicine
Weill Medical College of Cornell University
Attending Physician and Clinical Investigator
New York-Presbyterian Hospital/Weill Cornell Medicine
Lenox Hill Hospital/Northwell Health
New York, New York

Apresentação à Segunda Edição

Vivenciamos um período de descobertas que revoluciona a abordagem terapêutica na medicina. O progresso dos estudos com o canabidiol ocorre em uma velocidade desafiadora, exigindo de nós a capacidade de analisar essas novas informações e aplicá-las na prática clínica.

Nesta segunda edição, propomos atualizar esse conhecimento, descrevendo de forma sucinta e objetiva o que está sendo pesquisado.

É com grande satisfação que apresentamos ao leitor a segunda edição de *Canabidiol: Compêndio Clínico-Farmacológico e Terapêutico*. Esse conteúdo, renovado e modernizado, abrange desde história, botânica, cultivo e extração do canabidiol até dados científicos, farmacocinética, farmacodinâmica, indicações clínicas e terapias, destacando o canabidiol como promissor no tratamento de diversas condições clínicas.

Esta edição, integralmente revista e atualizada, conta com a *expertise* de vários colaboradores, que escreveram sobre temas relevantes de suas respectivas áreas de interesse, além de novos textos e imagens. Destacamos as contribuições do Grupo GEN pelo esmero e pela dedicação na preparação do novo compêndio, assim como da Makrofarma Farmacêutica pelo constante incentivo à ciência, à pesquisa clínica e pelo apoio à segunda edição.

Esperamos que este conteúdo proporcione uma visão clara sobre os importantes aspectos do canabidiol, oferecendo uma base científica sólida para aplicações clínicas e perspectivas terapêuticas.

Desejamos uma excelente leitura!
Mauro Geller
Flavio Steinwurz

Prefácio à Primeira Edição

É com grande satisfação que escrevo o Prefácio deste excelente trabalho de Mauro Geller e Lisa Oliveira sobre canabidiol (CBD), no qual fazem uma apresentação do conteúdo no formato de um compêndio, incluindo as respectivas indicações clínicas, farmacológicas e terapêuticas. Acredito que a honra de escrever este Prefácio se deve muito mais a uma antiga amizade com o Prof. Mauro Geller do que a meus méritos. Conheço Mauro há mais de 30 anos, assim como sua brilhante carreira de médico e cientista. A parceria com a bióloga Lisa Oliveira teve como fruto este excelente compêndio.

A história, principalmente terapêutica, desde que a sociedade humana se organizou, sempre foi muito ligada à flora – às plantas, às árvores e aos vegetais – mais do que a outros elementos como se observa atualmente, como produtos químicos, biológicos, estilo de vida etc. A história do CBD, princípio ativo da *Cannabis*, é desenvolvida pelos autores no texto, que dissertam sobre seu uso na medicina e seus princípios ativos, principalmente o tetra-hidrocanabinol (THC) e o CBD, que começaram a ser estudados durante a Segunda Guerra Mundial, justamente por esses possíveis efeitos medicinais.

O compêndio nos mantém curiosos para saber como tudo aconteceu, e os autores nos levam a uma viagem muito interessante sobre a evolução da medicina e como as descobertas vêm acontecendo nessa área, antes de ser voltada para alta tecnologia. Hoje em dia, a tecnologia é usada para pesquisa de medicamentos antigos ou substâncias naturais conhecidas há muito tempo, que são submetidos ao rigor científico e moderno com o intuito de verificar suas aplicações em diversas patologias. O uso de substâncias ligadas ao CBD, inclusive para fins medicinais, tem gerado discussões sobre o uso não apenas medicinal, mas recreacional e ilícito, inclusive de seus metabólitos secundários, o THC e o CBD.

No Brasil, há alguns anos, esse assunto vem provocando uma grande discussão envolvendo instituições médicas, jurídicas, entre outras, sobre a liberação e a descriminalização dessas substâncias. Os autores fazem uma breve apreciação sobre esses aspectos e como a legalização dessas substâncias pode ser, paulatinamente, delimitada, separando-se muito bem o recreacional do medicinal.

Os autores nos levam a um passeio desde a história, a botânica, o cultivo e a extração até os dados mais científicos, a farmacocinética, a farmacodinâmica, as indicações clínicas, a participação terapêutica etc. É interessante observar a confirmação dos diversos efeitos que essas substâncias provocam no organismo, como os efeitos anti-inflamatório, antioxidante e imunológico. Talvez esse seja o grande segredo de conseguir separar o joio do trigo. Uma substância medicinal que tem essas três ações no organismo humano pode levar a uma série de indicações clínicas, pois esses processos estão envolvidos na maior parte, senão na totalidade, de todas as doenças pelas quais somos acometidos.

A partir dessas propriedades, os autores relacionam estudos já realizados com uma série de patologias clínicas ao uso dessas substâncias, incluindo modalidade de emprego, doses, duração, tratamento etc.

Como sabemos, em ciência não se descarta nada. Tudo o que é ruim em um dia pode ser bom no outro e vice-versa, dependendo do uso ou da maneira como foi desenvolvido. Em ciência, também procura-se descobrir, a partir de propriedades de qualquer substância que possa existir na natureza ou ser desenvolvida em laboratório, as reais possibilidades de ela ajudar a medicina a cumprir o seu papel hipocrático, ou seja, curar quando possível, aliviar quase sempre e consolar sempre, como consta há 3.000 anos nos aforismos de Hipócrates, o pai da medicina.

Assim, os autores nos levam nesta viagem através de uma história muito interessante, a partir da constatação da presença de canabinoides – THC (composto psicoativo) e CBD (composto não psicoativo) – e metabolismos secundários terpenofenólicos na *Cannabis*, bem como suas propriedades terapêuticas em uma série de patologias humanas. O compêndio sumariza um conhecimento científico denso, que continua a se desenvolver, mesmo que o tema possa causar, na sociedade, opiniões contraditórias. Todavia, isso faz parte da ciência, uma vez que esta nunca se deu a partir da unanimidade, mas sempre de contradições e opiniões opostas. Por isso, na medicina, é importante sempre escutarmos todas as opiniões para tirarmos nossa conclusão, pois, como dizia Hipócrates, a medicina é "ciência na sua elaboração, mas é arte na sua execução". Isso significa que temos sempre que nos guiar pela ciência, mas, ao diagnosticarmos e tratarmos os pacientes, precisamos estar muito bem embasados nas duas vertentes das atividades humanas, que são o saber e o fazer.

Parabéns aos autores. Espero que este livro proporcione a todos uma reflexão sobre o assunto, para que, pouco a pouco, formem uma opinião e vejam o que pode ser útil ou não, separando o joio do trigo. Não tenho dúvidas de que o leitor apreciará e aprenderá muito com este compêndio.

Jorge Alberto Costa e Silva
Presidente do Instituto Brasileiro do Cérebro (INBRACER)
Presidente da Academia Nacional de
Medicina do Brasil (2017-2020)
Ex-Diretor Internacional da Organização Mundial da Saúde
Ex-Presidente da Associação Mundial de Psiquiatria

Agradecimentos

Somos gratos a todos que apoiaram este livro, especialmente aos pesquisadores que se dedicaram ao conhecimento e melhor entendimento do potencial terapêutico do canabidiol (CBD), com base em evidências científicas e tecnológicas. Um agradecimento especial à Lisa Oliveira pela estruturação científica, entusiasmo e suporte, que engrandeceram a primeira edição desta obra. À Marcelle Lopes pelo apoio logístico e bibliográfico. Agradecemos também à Makrofarma Farmacêutica, pelo incentivo na realização deste compêndio mais atualizado e detalhado em sua segunda edição.

Mauro Geller
Flavio Steinwurz

Lista de Siglas

Sigla	Definição
2-AG	2-araquidonoilglicerol
ADP	Adenosina difosfato
AEA	Anandamida
Akt	Proteína quinase B
ALT	Alanina aminotransferase
AST	Aspartato aminotransferase
AUC_{0-t}	Área sob a curva
BDNF	Fator neurotrófico derivado do cérebro
cAMP	3',5'-monofosfato cíclico de adenosina
CB1	Receptor de canabinoide 1
CB2	Receptor de canabinoide 2
CBD	Canabidiol
CBG	Canabigerol
CBN	Canabinol
CDC	Centers for Disease Control and Prevention
CL/F (ℓ/h)	Depuração aparente do plasma
cm	Centímetros
$C_{máx}$	Concentração plasmática máxima
CO_2	Dióxido de carbono
COX-2	Ciclo-oxigenase tipo 2
Da	Dálton
DII	Doença inflamatória intestinal
DNA	Ácido desoxirribonucleico
EC_{50}	Metade da concentração máxima eficaz
ECA	Enzima conversora de angiotensina

Sigla	Definição
ECD	Dímero de cisteinato de etila
EGF	Fator de crescimento epidérmico
EGFR	Receptor de fator de crescimento epidérmico
ELP	*Elastin-like polypeptide*
EM	Esclerose múltipla
ERBB2	*v-erb-b2 avian erythroblastic leukemia viral oncogene homolog 2*
ERK	Quinase regulada por sinal extracelular
EVALI	*E-cigarette or Vaping product use-Associated Lung Injury*
FDA	U.S. Food and Drug Administration
GABA	Ácido gama-aminobutírico
GM	Glioblastoma multiforme
GPCRs	Família de receptores acoplados à proteína G
GPR	Receptor acoplado à proteína G
h	Horas
HDL	*High-density lipoproteins* (lipoproteínas de alta densidade)
HIF-1-α	Fator induzível por hipoxia 1-alfa
HIV	Vírus da imunodeficiência humana
IC_{50}	Metade da concentração inibitória máxima
ICAM-1	Molécula de adesão intercelular-1
IFAV	Insumos farmacêuticos ativos vegetais
IMC	Índice de massa corporal
iNOS	Óxido nítrico sintase induzível
JNK	c-Jun N-quinase terminal
K^+	Íon de potássio
K_{el} (1/h)	Constante de velocidade de eliminação
LAK	Célula *killer* ativada por linfocina
LDL	*Low-density lipoproteins* (lipoproteínas de baixa densidade)
MAPK	Proteína quinase ativada por mitógeno
mg	Miligrama

Canabidiol: Compêndio Clínico-Farmacológico e Terapêutico   **xxi**

Sigla	Definição
mℓ	Mililitro
mm	Milímetros
MMP	Metaloproteinase de matriz
mRNAs	Mensageiros de ácidos ribonucleicos
Na$^+$	Íon de sódio
NAGly	N-araquidonil glicina
NF-κB	Fator nuclear potenciador da cadeia leve *kappa* de células B ativadas
ng	Nanograma
NIH	National Institutes of Health
NLM	U.S. National Library of Medicine
NO	Óxido nítrico
°C	Graus Celsius
OEA	N-oleoletanolamida
PAI-1	Inibidor de ativação do plasminogênio 1
PARP	Poli (ADP ribose) polimerase
PCR	Proteína C-reativa
PEA	N-palmitoiletanolamina
PGE2	Prostaglandina E2
PI3K	Fosfatidilinositol-3-quinase
PMBC	Células mononucleares do sangue periférico
PPARγ	Receptor nuclear ativado por proliferadores de peroxissomo gama
ROS	Espécies reativas de oxigênio
SCB	Sistema de classificação biofarmacêutica
SEC	Sistema endocanabinoide
SNC	Sistema nervoso central
STAT3	Transdutor de sinal e ativador da transcrição 3
$t_{1/2}$	Meia-vida média
TEPT	Transtorno de estresse pós-traumático
TGI	Trato gastrintestinal

Sigla	Definição
THC	Tetra-hidrocanabinol
TIMP1	Inibidor tecidual de metaloproteinases
$T_{máx}$	Tempo para atingir a concentração plasmática máxima
TOG	Teste oral de tolerância à glicose
TRPM	Receptor de potencial transitório melastina
TRPV	Potencial transitório do tipo vaniloide
UNODC	Escritório das Nações Unidas sobre Drogas e Crime (do inglês, United Nations Office on Drugs and Crime)
USP	*United States Pharmacopeia*
VCAM-1	Molécula de adesão celular vascular 1
V/F (ℓ)	Volume de distribuição
VLD	*Very low-density lipoproteins* (lipoproteínas de muito baixa densidade)
µg	Micrograma

Sumário

1 Introdução ao CBD, 1
Introdução, 2
Botânica da *Cannabis*, 3
Histórico de uso medicinal, 10
Métodos de cultivo e extração, 12

2 *Delivery systems*, classificação e estrutura molecular, 16
Classificação, estrutura molecular e química do CBD, 19
Farmacocinética e farmacodinâmica do CBD, 19

3 Sistema endocanabinoide e mecanismo de ação do CBD, 26
Mecanismo de ação do CBD, 31

4 Indicações, uso popular do CBD e epilepsia, 33
Indicações do CBD: realidades e perspectivas, 34
    Avaliação das indicações do CBD, 34
    Uso popular, 35
    Epilepsia, 35

5 Psiquiatria, 37
Ansiedade, 38
Uso abusivo de álcool, 38
Uso abusivo de drogas, 39
Psicose, 40
Transtorno de estresse pós-traumático, 41

6 Câncer, 42
Propriedades antitumorais do CBD, 43
    Câncer de mama, 47
    Câncer de cólon e câncer colorretal, 48
    Câncer cerebral, 49
    Câncer de próstata, 50

xxiv Canabidiol: Compêndio Clínico-Farmacológico e Terapêutico

Câncer de pâncreas, 50
Câncer de pulmão, 51
Glioblastoma, 52
Outros tumores, 52

7 Dor, 53

8 Clínica médica, 56
Endocrinologia, 57
Nefrologia, 58
Ortopedia, 58

9 Doenças inflamatórias intestinais, 60

10 Neurologia, 63
Doenças neurológicas, 64
Doença de Parkinson, 65
Doença de Alzheimer, 65
Dor crônica e dor neuropática, 65
Neuropatia periférica diabética, 67
Esclerose múltipla, 67
Esclerose tuberosa, 69
Paralisia cerebral, 69
Demência, 69
Distúrbios de movimento, 70
Lesão do plexo braquial, 70
Síndrome da falha cirúrgica, 70

11 Síndromes genéticas, 71
Espasmo infantil, 72

12 Efeitos do CBD no sistema imune, 73

13 Pesquisas clínicas em curso com CBD, 77

14 Segurança do CBD, 83
Segurança do extrato, 84
Efeito do CBD em parâmetros fisiológicos, 85
Toxicidade pré-clínica e clínica, 85
Superdosagem, 86
Efeitos adversos, 86
Interações medicamentosas, 87
Associações com CBD, 87

Canabidiol: Compêndio Clínico-Farmacológico e Terapêutico **XXV**

15 Desenvolvimento farmacotécnico de produtos à base de *Cannabis*, 89
Introdução, 90
Estudo de formas farmacêuticas para o desenvolvimento de produtos à base de *Cannabis*, 91
Classificação biofarmacêutica dos canabinoides, 93
Formas farmacêuticas determinadas na RDC nº 327 para desenvolvimento de produtos à base de *Cannabis*, 97
Conclusão, 100

16 Regulamentação da *Cannabis* medicinal no Brasil, 102
Introdução, 103
Cannabis medicinal e sua trajetória regulatória, 104
Marcos iniciais da regulamentação da *Cannabis sativa*, 104
Cannabis medicinal no Brasil e seus desafios normativos, 109
A missão institucional da Anvisa e seus impactos nos rumos da Saúde no Brasil, 109
As bases históricas e o lastro legal brasileiro como fundamento das normativas atuais, 113
Plantio de *Cannabis* para fins medicinais: a proposta apresentada e seus motivos de arquivamento, 115
Registro ou notificação de produtos à base de *Cannabis versus* autorização sanitária: uma nova via regulatória para atender ao mercado brasileiro, 116
As atuais vias de acesso aos produtos à base de canabinoides medicinais, 119
Importação individual: primeira via, 119
Registro de medicamentos: segunda via, 120
Autorização sanitária para produtos à base de *Cannabis*: terceira via, 122
Registro de produto *versus* autorização sanitária: guia prático comparativo, 123
Considerações finais, 126

17 Conclusões, 128

18 Bibliografia, 130

19 Bibliografia – *Clinical Trials*, 159

1

Mauro Geller e Thais Gotfryd Ben Ezri

Introdução ao CBD

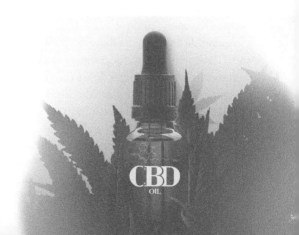

Introdução

Cannabis é uma planta de ampla distribuição geográfica, encontrada na natureza em diversos locais no planeta, sendo capaz de crescer em uma variedade de ambientes (Merlin, 2003; Hillig, 2005). A planta é uma das fontes mais antigas de alimento e fibra têxtil. O ser humano faz uso dela há mais de 5.000 anos, o que dificulta a identificação de sua distribuição original (Jiang et al., 2006; Bennett, 2010; Thomas & ElSohly, 2016). O cultivo da planta para fibra têxtil originou-se na Ásia Ocidental e no Egito, espalhando-se para Europa (entre 1000 e 2000 BCE), América Latina (Chile; 1545) e América do Norte (1606) (Small & Marcus, 2002).

O uso medicinal e recreacional da *Cannabis* se deve à presença dos canabinoides na planta, metabólitos secundários terpenofenólicos que incluem o tetra-hidrocanabinol (THC) – composto psicoativo – e o canabidiol (CBD) – composto não psicoativo (Kis et al., 2019). Os metabólitos secundários são definidos como compostos orgânicos que não possuem papel direto no crescimento, no desenvolvimento ou na reprodução do organismo (Pertwee, 2014). Os fitocanabinoides exercem seus efeitos no organismo através das suas interações com o sistema endocanabinoide, um complexo sistema endógeno de sinalização cuja função ainda está sob estudo (Kis et al., 2019; Wu, 2019).

A identificação dos canabinoides THC e CBD a partir dos anos 1940 permitiu o início das pesquisas científicas acerca das propriedades medicinais desses compostos (Mechoulam & Parker, 2013). O CBD foi isolado da planta *Cannabis* no final dos anos 1930 e início dos anos 1940, e a sua estrutura foi descrita por Mechoulam e Shvo em 1963 (Mechoulam & Hanus, 2002). A descoberta dos receptores canabinoides e do sistema endocanabinoide ocorreu na década de 1990, possibilitando uma melhor avaliação dos efeitos farmacológicos da *Cannabis*, bem como a síntese de fármacos que agem no sistema endocanabinoide (Pisanti & Bifulco, 2017). Nas últimas décadas, o sistema endocanabinoide tem sido extensamente estudado por representar um alvo terapêutico potencial no tratamento de diversas alterações fisiológicas (Wu, 2019). As pesquisas realizadas nos ambientes pré-clínico e clínico demonstram que o CBD apresenta propriedades anti-inflamatórias, antioxidativas e antinecróticas, com um perfil favorável de tolerabilidade e segurança (Millar et al., 2018).

No Brasil, existe um crescente debate sobre a descriminalização e legalização da *Cannabis*, tanto para fins medicinais quanto recreacionais, ainda com bastante controvérsia acerca de ambos os usos, tanto nos contextos de saúde e segurança públicas quanto no contexto econômico (Pereira et al., 2018). A recente aprovação pela Agência Nacional de Vigilância Sanitária (Anvisa) da comercialização de extratos de *Cannabis* no Brasil para fins medicamentosos demonstra uma crescente aceitação do papel terapêutico do CBD, em consonância com a ampliação de sua utilização em nível global para o tratamento das manifestações de diversas enfermidades.

O propósito deste compêndio é reunir de forma sucinta informações a respeito da planta *Cannabis* e do CBD, bem como aspectos relevantes sobre o uso atual e potencial do CBD na prática clínica, destacando as informações obtidas a partir de pesquisas pré-clínicas e clínicas.

Botânica da *Cannabis*

O gênero *Cannabis* é classificado como erva anual, dioica (produz plantas masculinas e femininas distintas), dicotiledônea e angiospérmica, pertencente à família Cannabaceae (Small & Cronquist, 1976). A primeira classificação científica da planta foi feita em 1753 e consta do compêndio *Linnaeus's Species Plantarum* (Farag & Kayser, 2017). O nome de gênero *"Cannabis"* significa "similar à cana", e o nome de espécie *"sativa"* significa "plantada ou semeada", uma vez que a planta se propaga através de sementes, e não de raízes perenes (Raman, 1998). O desenvolvimento de diferentes variedades da planta ao longo dos séculos seguintes ocorreu por meio de seleção e criação, gerando debates a respeito da classificação botânica e taxonômica das variações dentro do gênero (McPartland, 2018). Em 1956, o Escritório das Nações Unidas sobre Drogas e Crime (UNODC) classificou a *Cannabis* domesticada em três grupos distintos: cânhamo de fibra (plantas com fibra vegetal longa, com baixa produção de sementes); cânhamo oleaginoso (plantas curtas e de maturação precoce, com rica produção de sementes); cânhamo (maconha, em inglês, *drug hemp*; plantas curtas, fortemente ramificadas, com pequenas folhas verde-escuras). Em 1974, o gênero *Cannabis* foi categorizado em três espécies: *C. sativa* L., *C. indica* e *C. ruderalis* (Schultes et al., 1974). Em 1976, a espécie *C. sativa* foi dividida em duas subespécies, *sativa* e *indica* (Small & Cronquist, 1976), cada uma apresentando variedades domesticadas (*C. sativa* subsp. *sativa* var. *sativa* e *C. sativa* subsp. *indica* var. *indica*) e selvagens (*C. sativa* subsp. *sativa* var. *spontama* e *C. sativa* subsp. *indica* var. *kafiristanica*). Entretanto, essa classificação não foi universalmente aceita, sendo considerado que a *Cannabis* é uma planta monotípica com apenas uma espécie, a *C. sativa* (Brenneisen, 1983).

As controvérsias taxonômicas sobre a *Cannabis* continuam até o presente momento, havendo duas principais vertentes na classificação botânica: a primeira aponta que o gênero *Cannabis* é monotípico, com uma única espécie, *Cannabis sativa* L., embora altamente variável (McPartland, 2018); a segunda identifica o gênero como poliespecífico, contendo

Capítulo 1 Introdução ao CBD **5**

quatro espécies distintas com características geográficas, morfológicas e químicas diferentes: *Cannabis sativa, Cannabis indica, Cannabis ruderalis* e *Cannabis afghanica* (Grof, 2018). Atualmente, em função da ampla hibridização e cruzamento das plantas, é sugerida a classificação por variações químicas – ou *chemovars* (do inglês, *chemical varieties*) – para distinguir as plantas com base em suas respectivas atribuições químicas (Lewis et al., 2017). Bancos de dados *online*, como Wikileaf, Leafly e Seedfinder, reúnem os diferentes tipos de *Cannabis* disponíveis e são constantemente atualizados conforme novas variedades são desenvolvidas, embora não tenham mérito científico para a regulamentação dessas variedades (Schwabe & McGlaughlin, 2019).

Em termos de *Cannabis* medicinal, as duas grandes distinções são entre um cânhamo de tipo fibra contendo níveis altos de CBD e níveis muito baixos de THC e uma *Cannabis*, e o tipo denominado maconha (*marijuana, drug-type*), contendo níveis de THC de até 15% nas inflorescências femininas (Appendino et al., 2011; Andre et al., 2016). Portanto, a utilização coloquial do termo *strains* (estirpes) para distinguir as variações da planta é considerada incorreta, uma vez que o termo se aplica somente a bactérias e vírus (Russo, 2018).

Farag & Kayser (2017) elaboraram uma descrição simplificada das características macroscópicas da planta *C. sativa*: planta anual, polinizada com raiz principal forte e hastes eretas. Em geral, as hastes são angulares, sulcadas, ramificadas e com interior amadeirado, podendo apresentar entrenós ocos, com variação entre 1 e 6 metros de altura. A ramificação da planta pode ser oposta ou alternada. As raízes são extensas, com a raiz principal ramificada, podendo alcançar entre 30 e 60 cm de profundidade e chegar até 2,5 metros em solos soltos, estando mais próximas à superfície e mais ramificadas em solos úmidos. As folhas são verdes e palmadas (apresentando sete lobos), variando consideravelmente com relação

6 Canabidiol: Compêndio Clínico-Farmacológico e Terapêutico

ao tamanho e à forma dos folhetos conforme a origem genética. O arranjo das folhas pode ser oposto, alternado ou espiral, e os folhetos medem de 6 a 11 cm de comprimento e 2 a 15 mm de largura. As margens das folhas são serrilhadas grosseiramente. As superfícies adaxial e abaxial são verdes, com tricomas dispersos e resinosos. As inflorescências consistem em numerosas cabeças de flores, que podem ser encontradas em hastes longas e folhosas em cada axila da folha. O estaminado (flor masculina) consiste em cinco sépalas verde-claras e peludas com cerca de 2,5 a 4 mm de comprimento e cinco estames pendentes, com filamentos e estames finos. As pistiladas (flores femininas) são quase sésseis e estão em pares. O fruto (semente) é um aquênio e contém uma única semente com uma casca dura, firmemente coberta pela parede fina do ovário, de formato elipsoide, levemente comprido, liso, medindo cerca de 2 a 5 mm de comprimento, de cor marrom e manchado (Farag & Kayser, 2017). A Figura 1.1 ilustra os aspectos morfológicos da planta.

A planta *Cannabis* apresenta quatro fases durante seu ciclo de crescimento, que dura entre 4 e 6 meses: germinação e emergência; fase vegetativa; floração e formação de sementes; e senescência (Amaducci et al., 2015). A fase vegetativa é composta por três fases: juvenil, fotossensível e de desenvolvimento da flor. As plantas masculinas cessam a disseminação após a produção de pólen (em número de milhares) e morrem em seguida (Amaducci et al., 2015).

A distribuição dos canabinoides na planta não é uniforme, estando ausentes nas sementes e nas raízes e presentes em pequenas quantidades nos caules e nas folhas inferiores, com concentrações crescentes nas folhas superiores, e maior concentração na flor da planta fêmea. Entretanto, o conteúdo canabinoide floral varia consideravelmente em uma única planta (Potter, 2014). A variação de concentração nos diferentes tecidos da planta se deve à presença, em suas partes verdes (fotossintéticas), de estruturas denominadas tricomas glandulares ou capitados, onde os canabinoides são sintetizados e armazenados (Mahlberg et al., 1984). Na botânica, o termo "tricoma" refere-se a um tipo de apêndice epidérmico, presente em diversas plantas e que desempenha uma variedade de funções, incluindo a defesa contra a herbivoria.

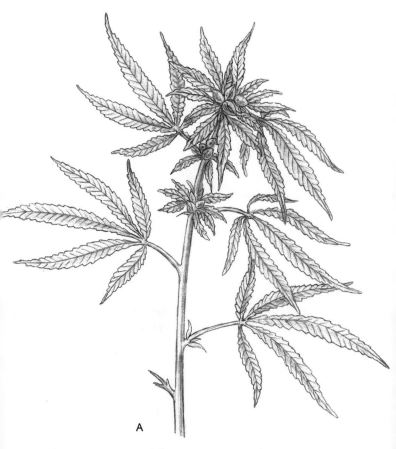

Figura 1.1 Aspectos morfológicos da *Cannabis sativa* L.
A. Florescimento da planta do sexo feminino. (*continua*)

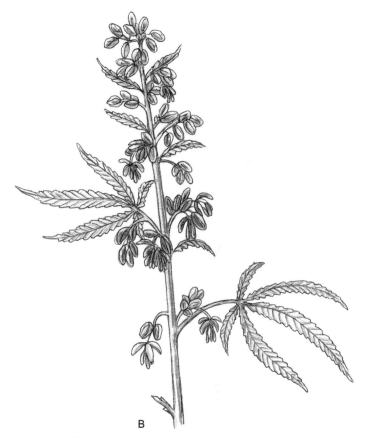

Figura 1.1 (*Continuação*). Aspectos morfológicos da *Cannabis sativa* L. **B.** Florescimento da planta do sexo masculino. (*continua*)

Capítulo 1 Introdução ao CBD

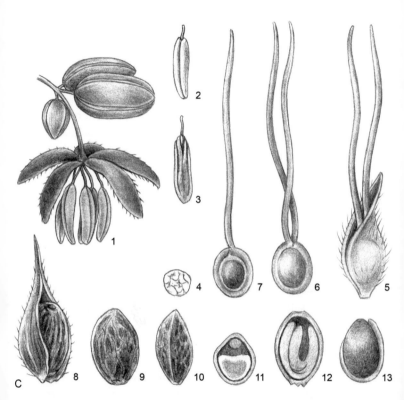

Figura 1.1 (*Continuação*). **C.** 1: conjunto de flor da planta do sexo masculino (detalhe ampliado); 2: flor da planta do sexo masculino – estame (antera e filamento curto); 3: folha da planta do sexo feminino coberta por tricomas (detalhe ampliado); 4: grãos de pólen; 5: flor da planta do sexo feminino – pistilo com bráctea; 6: flor da planta do sexo feminino – pistilo sem bráctea; 7: flor da planta do sexo feminino – pistilo mostrando ovário (secção longitudinal); 8: semente (aquênio: semente única com bráctea); 9: semente sem bráctea; 10: semente (vista lateral); 11: semente (secção transversal); 12: semente (secção longitudinal); 13: semente sem pericarpo (descascada). (Fonte: UNODC, 2009.)

De modo geral, os tricomas são classificados como glandulares e não glandulares. Os não glandulares são encontrados na maioria das plantas vascularizadas na forma de "pelos", enquanto os tricomas glandulares ocorrem em cerca de 20 a 30% das plantas vascularizadas (Dell & McComb, 1978). Três tipos de tricoma glandular encontram-se presentes na planta feminina da *Cannabis*: capitado haste longa, capitado haste curta e sem haste (sésseis). A distribuição e a quantidade de cada tipo podem variar de acordo com a idade e a subespécie da planta (Small & Naraine, 2016).

Histórico de uso medicinal

Na Europa, o uso medicinal de *Cannabis* ganhou popularidade em 1840, após os relatos do médico irlandês William O'Shaughnessy, que, em viagem à Índia, observou o uso e as propriedades terapêuticos da planta naquele país e publicou relatos de experimentos do uso da *Cannabis* no tratamento de epilepsia, tétano, reumatismo e cólera (Russo, 2017; Klumpers & Thacker, 2019). Até o final do século XIX, preparações de *Cannabis*, incluindo extratos, tinturas e cigarros, foram utilizadas na Europa no tratamento de enxaqueca, asma, insônia e síndrome de abstinência de ópio (Klumpers & Thacker, 2019). O declínio do uso ocorreu em função de divergentes opiniões a respeito dos efeitos terapêuticos, da associação da *Cannabis* com dependência, deterioração mental e crime, como também da emergência de fármacos sintéticos, culminando na proibição internacional do seu uso em 1961 (Baron, 2015; Pisanti & Bifulco, 2017).

Nos EUA, a *Cannabis* foi descrita na *United States Pharmacopeia* (USP) pela primeira vez em 1850. A *Cannabis* foi também inclusa na primeira edição do *Merck's Manual*, sendo recomendada para o tratamento de diversas condições, incluindo epilepsia (Merck, 1899). A *Cannabis* foi retirada da USP em 1942, após a publicação da *Marihuana Tax Act* em 1937, que instituiu restrições em nível federal acerca da comercialização e utilização da planta (Malmo-Levine, 2010). Em 1970, a *Controlled Substances Act* foi aprovada nos EUA, que classificou a *Cannabis* como *Schedule I*, entre outras drogas que apresentam alto potencial para uso abusivo e nenhum uso médico consagrado (Cameron & Dillinger, 2011). Em 1996, com a *Compassionate Use Act*, o estado da Califórnia se tornou o primeiro nos EUA a permitir o acesso legalizado e a utilização da *Cannabis* para fins medicinais, sob supervisão médica (Bridgeman & Abazia, 2017).

No Brasil, a chegada de navios europeus trouxe o cânhamo, que era utilizado em velas e cordas das embarcações. O cultivo de *Cannabis* no Brasil foi incentivado pela Coroa Real portuguesa a partir do século XVIII, visando à produção de cânhamo para a indústria de cordas para navios (Brandão, 2014). O cultivo de *Cannabis* no Brasil também foi realizado pelos jesuítas europeus presentes no país até 1759, sendo este voltado para a aplicação têxtil da planta. Relatos do uso terapêutico de *Cannabis* no Brasil existem desde 1881, quando o médico homeopata Alexandre José de Mello Moraes descreveu o uso da planta para tratamento de diversas enfermidades, como catarata, impotência, gonorreia, retenção urinária, espasmos e dor nos rins (Brandão, 2014). No Brasil, a criminalização da *Cannabis* em nível federal, com a proibição de plantio, colheita, cultura e exploração, ocorreu a partir do Decreto-Lei nº 891, de 25 de novembro de 1938 (Fonseca, 1980).

A criminalização da *Cannabis* em nível mundial atrasou significativamente o desenvolvimento de pesquisas científicas, dificultando o acesso à planta, com fontes variáveis e não confiáveis, representando o principal desafio para os pesquisadores. Nos EUA, em 1968, os National Institutes of

Health (NIH) firmaram uma parceria com a Universidade de Mississippi para o estabelecimento do cultivo legalizado de *Cannabis*. Durante muitas décadas, essa foi a única fonte legalizada de *Cannabis* nos EUA e ainda hoje se encontra em operação (Bridgeman & Abazia, 2017). Atualmente, esse cultivo serve como fonte de material certificado pelas Boas Práticas de Fabricação (BPF) – planta, extratos e canabinoides purificados – para estudos realizados pelo *National Institute on Drug Abuse Drug Supply Program*, que disponibiliza os produtos para pesquisadores que investigam os efeitos da *Cannabis* e, nos últimos anos, incluiu a produção de extratos enriquecidos com CBD para uso em pesquisas clínicas (Chandra et al., 2017).

Métodos de cultivo e extração

A *Cannabis* cultivada para o mercado farmacêutico deverá estar sujeita aos mesmos elevados padrões de qualidade, segurança e eficácia que são exigidos para os demais produtos, sendo necessário o cultivo sob condições controladas e uniformes para assegurar uma produção consistente e bem caracterizada, com documentação de cada etapa do processo (Bridgeman & Abazia, 2017). A composição química da biomassa de uma planta de *Cannabis* é influenciada por diversos fatores, entre eles a genética, o ambiente (temperatura, níveis de irradiação, períodos de luminosidade, conteúdo do meio de crescimento), as condições de cultivo e o período de colheita (Thomas & ElSohly, 2016).

A maioria das plantas de *Cannabis* cultivada comercialmente é produzida por meio de propagação clonal, o que garante que as plantas sejam geneticamente idênticas à planta-mãe, além de possibilitar um período de cultivo e colheita muito menor em comparação à propagação via sementes

(Reimann-Philipp et al., 2019). Uma vez examinada e selecionada com base em seu perfil de princípios ativos desejados para o produto final, uma planta de *Cannabis* pode ser utilizada como pedúnculo materno para futura propagação. O cultivo em ambiente interno sob condições controladas pode gerar três ou quatro colheitas anuais, dependendo do rendimento necessário de biomassa por planta. Em geral, o cultivo ao ar livre se limita a uma colheita por ano (Thomas & ElSohly, 2016).

As plantas de *Cannabis* utilizadas para a produção de CBD são, em geral, derivadas de material feminino, clonado a partir de um número pequeno de genótipos. O processo se inicia com a planta-mãe de cada genótipo, que é vegetativamente cultivada em lotes. Estes, quando alcançam o tamanho apropriado, são cortados em segmentos para produzir mudas, que, por sua vez, são cultivadas ao longo de duas semanas em alta umidade e luminosidade contínua, até a formação de sistema de raízes, sendo transferidas, então, para cultivo em meio de crescimento que varia de acordo com o produtor (Potter, 2009). O pH ideal para cultivo em solo está entre 6,5 e 7,0. Quando cultivadas em meio hidropônico, o nível de pH ideal para a solução nutritiva é de 5,2 a 5,8. O cultivo hidropônico apresenta vantagens para produção em estufa, facilitando o controle da proliferação de pragas, bactérias e fungos (Chandra et al., 2017). A Figura 1.2 resume os passos do cultivo da planta *Cannabis* para fins medicinais.

Diversos métodos foram testados e são utilizados para a extração dos fitocanabinoides da *Cannabis*, incluindo solventes químicos, extratores oleosos, destilação a vapor e fluidos supercríticos, como butano e dióxido de carbono (CO_2), e os detalhes dos processos de extração são propriedade de cada fabricante (Hazekamp, 2018; Grof, 2018). Os solventes químicos utilizados na extração de CBD da planta incluem etanol, metanol, álcool isopropílico, clorofórmio, hexano e éter

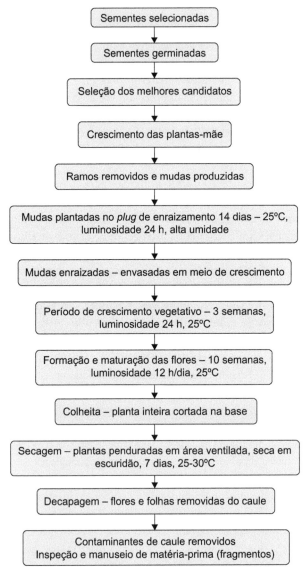

Figura 1.2 Cultivo de *Cannabis*: passos essenciais para seleção e propagação de material vegetal de alta qualidade. (Fonte: traduzida de Chandra et al., 2017.)

de petróleo (Gonçalves et al., 2019). Entretanto, a extração com solventes químicos acarreta a produção de resíduos indesejáveis, o que não ocorre quando se realiza a extração com óleos, como azeite ou óleo de coco (Grof, 2018). As condições de extração e o solvente utilizado impactam de forma significativa na cor, na viscosidade e no paladar do produto final (Hazekamp, 2018). O processo de extração resulta na separação do canabinoide desejado em conjunto com outros componentes vegetais, que podem ser removidos por meio de congelamento, em um tratamento conhecido como "*winterization*", em que o extrato é submetido a temperaturas de –20 a –80ºC durante o período de 24 a 48 horas. Os componentes indesejados (ceras, triglicerídeos, clorofila) precipitam durante o processo, podendo ser removidos por filtração ou centrifugação, e o extrato resultante é refinado por meio do processo de destilação (Puri, 1980).

Na discussão sobre cultivo e extração de fitocanabinoides da planta *Cannabis*, é importante mencionar que também existe um crescente interesse na busca de alternativas para o cultivo dessa planta como fonte de THC e CBD. A engenharia genética poderá fornecer alternativas mais eficientes e com melhor custo-benefício para a produção em larga escala dos canabinoides. A modificação genética das plantas *Cannabis* tem o objetivo de alterar a síntese química da planta para que todas as suas partes produzam o canabinoide desejado e, assim, aumentem o rendimento por planta. Outra alternativa proposta pela engenharia genética é gerar canabinoides por meio de microrganismos (bactérias, leveduras, algas) geneticamente modificados, com o objetivo de produzir THC, CBD e outros canabinoides de interesse farmacêutico (Dolgin, 2019).

2

Mauro Geller e Flavio Steinwurz

Delivery systems, *classificação e estrutura molecular*

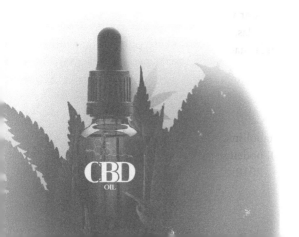

O método de administração influencia o aparecimento, a intensidade e a duração dos efeitos do consumo de *Cannabis* (Millar et al., 2018). Os três meios de administração mais comuns e mais extensivamente estudados são: inalação via fumo, inalação por vaporização e ingestão de produtos comestíveis (Bruni et al., 2018). Outros meios de administração incluem via retal, sublingual, transdérmica, colírio e aerossóis (Bridgeman & Abazia, 2017). O CBD e os demais canabinoides são moléculas altamente lipofílicas com baixa solubilidade aquosa (variando entre 2 e 10 μg/mℓ) e são suscetíveis a degradação térmica e luminosa, apresentando também auto-oxidação (Grotenhermen, 2003; Pacifici et al., 2018; Fairbairn et al., 1976). Diferentes formulações podem oferecer vantagens de aumento de solubilidade e estabilidade fisioquímica do CBD. As alternativas utilizadas em produtos comercializados incluem: formação de sal (ajuste de pH); cossolvência (com etanol, propilenoglicol ou PEG400); micelização (em polissorbato 80 ou cremóforo ELP [*elastin-like polypeptide*]) (Allen & Cullis, 2004); nano e microemulsificação (Lawrence & Rees, 2000); complexação (com ciclodextrinas) e encapsulamento em formulações à base de lipídios (p. ex., lipossomas); e nanopartículas (Allen & Cullis, 2013; Kumari et al., 2010).

A administração por via oral de formulações de CBD, na forma de óleos, cápsulas, comprimidos, granulados, chicletes e líquidos em grau farmacêutico e com doses e concentrações padronizadas, possibilita mais precisão na dosagem e mais conveniência quando comparada ao consumo de sucos ou chás derivados da planta (Bruni et al., 2018). Entretanto, a administração por via oral do CBD e de outros canabinoides está sujeita a metabolismo de primeira passagem (hepática e gastrointestinal), podendo impactar na farmacocinética do CBD (Millar et al., 2018). Ademais, os canabinoides apresentam baixa permeabilidade gastrointestinal, alguns podendo causar irritação gástrica, o que levou à procura por outros meios de *delivery*. As vias transdérmica, nasal, inalatória-pulmonar e transmucosa oral permitem a absorção diretamente na corrente sanguínea, eliminando o metabolismo pré-sistêmico (Bruni et al., 2018).

A utilização de óleos pela via oral é uma das formas mais populares de administração do CBD, por diversos motivos. Os extratos concentrados permitem a administração de uma dose elevada em uma formulação de fácil ingestão e controle (contagem de gotas), sem risco de intoxicação (em comparação ao uso de produtos contendo THC) e sem o odor causado pelo fumo ou pela vaporização da planta, uma vez que o óleo de CBD não apresenta cheiro que o possa identificar (Hazekamp, 2018).

A administração por via intranasal apresenta como vantagem a absorção e o início do efeito rápidos, uma vez que o fármaco atravessa apenas a parede mucosa fina e bem vascularizada, entrando diretamente na circulação sistêmica (Bruni et al., 2018). A administração por via intrapulmonar está entre os métodos mais eficazes de entrega, uma vez que resulta em um início rápido da ação terapêutica e alta biodisponibilidade sistêmica. Nesse sentido, a ingestão de CBD por via de vaporização ou nebulização, em dispositivos que operam em uma temperatura regulada para formar uma quantidade precisa de vapor, é uma alternativa eficaz à administração oral (Bruni et al., 2018).

A administração por via transdérmica utiliza adesivos, cremes, géis, óleos ou outros sistemas, evitando, assim, o metabolismo de primeira passagem. Essa formulação tem como vantagem possibilitar uma infusão contínua controlada ao longo de períodos de tempo prolongados, impedindo potenciais efeitos colaterais de picos de concentração e podendo melhorar a adesão ao tratamento pelo paciente (Stinchcomb, 2002). Contudo, essa via apresenta alguns obstáculos, principalmente a baixa penetração dérmica de fármacos com estrutura hidrofílica, bem como a possibilidade de irritação local (Bruni et al., 2018).

Classificação, estrutura molecular e química do CBD

O CBD, cuja fórmula molecular é $C_{21}H_{30}O_2$, é um ciclo-hexeno, que é substituído por um grupo metil na posição 1, um grupo 2,6-di-hidroxi-4-pentilfenil na posição 3, bem como um grupo prop-1-en-2-yl na posição 4 (**Figura 2.1**). Pertence ao grupo de resorcinóis, sendo um composto olefínico e um fitocanabinoide (NCBI, 2019).

Farmacocinética e farmacodinâmica do CBD

Qualquer discussão sobre a farmacocinética e a farmaco-dinâmica do CBD deve ser prefaciada com a importante

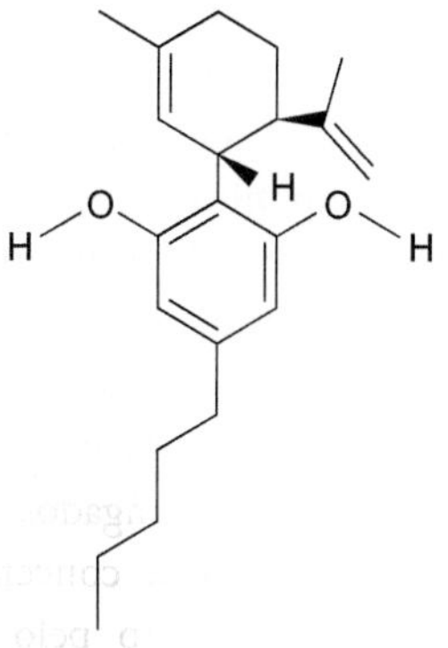

Figura 2.1 Estrutura química do CBD. (Fonte: National Center for Biotechnology Information [NCBI], 2019.)

observação de que existem algumas diferenças significativas entre as vias de administração e a farmacocinética entre estudos em seres humanos e animais. Em seres humanos, os estudos com CBD têm utilizado primariamente as vias de administração oral ou inalatória (Lucas et al., 2018). Em roedores, a maioria dos estudos utiliza as vias oral ou de injeção intraperitoneal a doses suprafisiológicas (que podem causar efeitos, não por uma ligação do CBD a um de seus receptores, mas pela ligação não específica em função da alta concentração administrada, que pode inativar o receptor ou o transportador) (Iffland & Grotenhermen, 2017).

Outra observação importante é que os níveis plasmáticos e cerebrais alcançados pela administração oral podem diferir entre seres humanos e roedores. Esses fatores podem levar a diferentes concentrações ativas de CBD no sangue (Millar et al., 2018). É importante destacar também as diferenças entre os alvos do CBD em animais e seres humanos. Assim, a mesma concentração plasmática pode gerar efeitos diferentes, e, mesmo quando os alvos são comparáveis entre animais e seres humanos, pode haver diferença entre a afinidade e/ou duração da ligação do CBD a seus alvos, consequentemente ocasionando alterações em seu efeito (Bergamaschi et al., 2011b; Iffland & Grotenhermen, 2017).

A farmacocinética do CBD varia de acordo com a sua formulação farmacêutica e a via de administração (Lucas et al., 2018). Ele é altamente lipofílico, apresentando uma biodisponibilidade oral baixa (cerca de 6%) (Millar et al., 2018). O CBD é sujeito a metabolismo de primeira passagem, e sua excreção é primariamente renal (Huestis, 2007). Seu metabolismo sistêmico ocorre principalmente no fígado, através das isoenzimas $CYP2C19$ e $CYP3A4$, havendo também ação de $CYP1A1$, $CYP1A2$, $CYP2C9$ e $CYP2D6$ (Zendulka et al., 2016).

A área sob a curva (AUC_{0-t}) e o tempo para atingir a concentração plasmática máxima ($T_{máx}$) ocorre em 0 a 5 horas; entretanto, esse tempo não aparenta ser dose-dependente, nem sofrer alterações quando comparado à exposição aguda ou crônica (Millar et al., 2018). É importante notar também que alguns estudos de farmacocinética do CBD foram realizados em formulações contendo CBD e THC (como os de Stott et al., 2013a, utilizando *spray* oromucosal).

Os resultados disponíveis para estudos de farmacocinética do CBD em seres humanos sadios por via oromucosa apresentam similaridades (Karschner et al., 2011; Atsmon et al., 2018). Quando administrada por via oromucosa na forma de *spray* em dose única (administração bucal, sublingual ou na orofaringe), a concentração plasmática máxima ($C_{máx}$) média relatada foi entre 2,5 e 3,3 ng/mℓ, e o $T_{máx}$ foi de 1,64 a 4,2 horas. Para administração do CBD em gotas sublinguais (dose única), a $C_{máx}$ relatada foi de 2,05 a 2,58 ng/mℓ, com $T_{máx}$ de 1,67 até 2,17 horas (Guy & Flint, 2004; Guy & Robson, 2004).

Em estudos de dose crônica após administração por via oromucosa, não houve evidências de acúmulo plasmático de CBD ao longo de 5 a 9 dias, e a $C_{máx}$ aparentou ser dose-dependente (Sellers et al., 2013; Stott et al., 2013b). Na posologia de 20 mg/dia, o valor médio da $C_{máx}$ foi de 1,5 ng/mℓ e a AUC_{0-t} média foi de 6,1 horas × ng/mℓ. Na posologia de 60 mg/dia, o valor médio da $C_{máx}$ foi de 4,8 ng/mℓ e a AUC_{0-t} média foi de 38,9 horas × ng/mℓ (Sellers et al., 2013). Em um estudo de exposição por 9 dias consecutivos, a $C_{máx}$ média amentou de forma dose-dependente a 5, 10 e 20 mg para 0,4, 1,2 e 2,2 ng/mℓ, e a AUC_{0-t} média de 0,8, 4,5 e 9,9 após dose única, com aumento da $C_{máx}$ média de 0,5 para 1,1 e 3,2 ng/mℓ e AUC_{0-t} média de 2,5, 6,7 e 20,3, respectivamente, ao longo dos 9 dias de exposição, com aumento significativo da exposição dependente do tempo durante o tratamento crônico

(Stott et al., 2013a, b). A biodisponibilidade do CBD por via oromucosa foi maior quando administrado em estado pós-prandial do que em jejum, com AUC_{0-t} e $C_{máx}$ 5 e 3 vezes maiores após dose única de 10 mg, em comparação à administração em jejum (AUC_{0-t} 23,1 *vs.* 4,5; $C_{máx}$ 3,7 *vs.* 1,2 ng/mℓ), e o $T_{máx}$ foi atrasado a 4,0 (pós-prandial) em comparação a 1,4 hora em jejum (Stott et al., 2013a, b). Após a administração oromucosa de CBD em solução oral em crianças, em doses de 2,5, 5, 10 e 20 mg/kg/dia, a AUC_{0-t} média relatada foi, respectivamente, de 70, 241, 722 e 963 horas × ng/mℓ (Devinsky et al., 2018b).

Após a administração oral de CBD, a $C_{máx}$ e a AUC_{0-t} também aparentaram ser dose-dependentes; entretanto, embora o aumento de dose correspondesse ao aumento da $C_{máx}$, quando administrado em doses bastante elevadas (400 a 800 mg), não foi observada grande diferença na $C_{máx}$, o que sugere a existência de um efeito de saturação (Millar et al., 2018). A $C_{máx}$ média após uma única dose oral de 10 mg de CBD foi de 2,47 ng/mℓ a 1,27 hora (Guy & Robson, 2004). Em indivíduos fumantes de *Cannabis*, uma dose oral de 800 mg de CBD resultou em $C_{máx}$ média de 77,9 ng/mℓ e $T_{máx}$ médio de 3 horas (Haney et al., 2016). Em um estudo que examinou a coadministração do CBD com fentanil, a dose oral de 400 mg resultou em uma $C_{máx}$ média de 181 ng/mℓ (após 3 horas) e 114 ng/mℓ (após 1,5 hora), enquanto a dose oral de 800 mg de CBD resultou em $C_{máx}$ média de 221 ng/mℓ (após 3 horas) e 157 ng/mℓ (após 4,0 horas) (Manini et al., 2015).

Em estudos realizados por Nadulski et al. após a administração de cápsulas orais contendo 5,4 mg de CBD, a $C_{máx}$ média foi de 0,93 ng/mℓ, sendo relatada $C_{máx}$ maior tanto nos participantes do sexo feminino quanto nos pacientes que ingeriram alimentos antes da administração das cápsulas de CBD ($C_{máx}$ média de 1,13 ng/mℓ). Os autores

Capítulo 2 Delivery systems, classificação e estrutura molecular **23**

relataram detecção plasmática de CBD ao longo de 3 a 4 horas após a administração oral (Nadulski et al., 2005a, b).

Em um estudo farmacocinético comparativo de administração de 10 mg de CBD na forma de *spray* oromucosal *versus* cápsula oral contendo pró-nanoliposferas de piperina, os autores relataram que a cápsula apresentava um aumento de 4 vezes da $C_{máx}$ e de 2,2 vezes da AUC_{0-t} e uma redução do $T_{máx}$, em comparação com a administração por *spray* ($C_{máx}$ 2,1 ng/mℓ *vs.* 0,5 ng/mℓ; AUC_{0-t} 6,9 *vs.* 3,1 horas × ng/mℓ; $T_{máx}$ 1,0 *vs.* 3 horas) (Cherniakov et al., 2017). A biodisponibilidade e a $C_{máx}$ de uma formulação autoemulsificante do CBD também foram maiores, e o $T_{máx}$ foi menor em comparação ao *spray* oromucosal ($C_{máx}$ 2,94 ng/mℓ *vs.* 2,05 ng/mℓ; AUC_{0-t} 9,85 *vs.* 7,3 horas × ng/mℓ; $T_{máx}$ 1,25 *vs.* 3,5 horas) (Atsmon et al., 2018).

Ohlsson et al. (1986) relataram também a farmacocinética do CBD marcado com deutério após a administração intravenosa de 20 mg e após a inalação de cigarro contendo 19,2 mg de CBD. A maior concentração plasmática foi detectada a 686 ng/mℓ após 3 minutos da administração intravenosa, estando em 48 ng/mℓ depois de 1 hora. Após a inalação do cigarro, a concentração plasmática aos 3 minutos foi de 110 ng/mℓ, chegando a 10,2 ng/mℓ após 1 hora da administração.

Quando administrado por via de nebulizador na dose de 20 mg, a $C_{máx}$ após 0,6 hora foi de 9,49 ng/mℓ. A administração da mesma concentração por aerossol resultou na $C_{máx}$ de 2,6 ng/mℓ após 2,35 horas (Guy & Flint, 2004). Depois de fumar um cigarro contendo 2 mg de CBD, a $C_{máx}$ foi de 2,0 ng/mℓ após 0,25 hora entre consumidores não frequentes de *Cannabis*, sendo detectado em 60% de amostras de sangue e 80% de amostras plasmáticas na $C_{máx}$ observada e indetectável após 1 hora (Schwope et al., 2011). Entre consumidores frequentes de *Cannabis*, o CBD foi detectado em 15,4% das amostras de sangue, não sendo encontrado em fumantes ocasionais. Entretanto, nas amostras plasmáticas, a detecção de CBD foi de 53,8 e 9,1%, respectivamente, correspondendo à $C_{máx}$ de 1,1 ng/mℓ no grupo de consumo frequente e abaixo dos limites de detecção no grupo de uso ocasional (Desrosiers et al., 2014).

A meia-vida média ($t_{1/2}$) do CBD após administração de 20 mg foi de 1,1 hora via nebulizador e 2,4 horas por aerossol (Guy & Flint, 2004). Após administração única de 10 e 20 mg de CBD, a $t_{1/2}$ foi de 1,09 e 1,97 hora, respectivamente (Guy & Flint, 2004; Guy & Robson, 2004). Após a administração de cápsulas lipídicas orais a 10 mg, a $t_{1/2}$ do CBD foi de 2,95 a 3,21 horas (Atsmon et al., 2017; 2018). A $t_{1/2}$ do CBD a 5 e 20 mg em *spray* oromucosal foi de 1,44 e 10,86 horas, respectivamente (Atsmon et al., 2018). Os maiores tempos de $t_{1/2}$ do CBD foram observados após infusão intravenosa (24 horas) (Ohlsson et al., 1986), inalação por fumo (31 horas) e 2 a 5 dias após administração oral crônica (Consroe et al., 1991).

O constante de velocidade de eliminação (K_{el} [1/h]) após a administração de 10 mg de CBD na forma de *spray* oromucosal foi de 0,148 em jejum e 0,155 em estado pós-prandial (Stott et al., 2013a, b). Doses únicas de 5 e 20 mg de CBD resultaram em K_{el} (1/h) média de 0,173 e 0,123, respectivamente (Stott et al., 2013b). A K_{el} (1/h) do CBD, quando administrado via nebulizador na dose de 20 mg, foi de 0,98; na mesma posologia, a administração via aerossol pressurizado resultou em K_{el} (1/h) de 0,43 (Guy & Flint, 2004). Na posologia de 20 mg, a administração de gotas sublinguais resultou em K_{el} (1/h) de 0,37 (Guy & Flint, 2004).

A depuração aparente do plasma (*plasma apparent clearance*, CL/F [ℓ/h]) após dose única de 10 mg de CBD via *spray* oromucosal varia entre 2.546 e 4.741, em jejum, diminuindo para 533 em estado pós-prandial (Stott et al., 2013a, b). Nas doses de 5 e 20 mg de CBD em *spray* oromucosal, a

CL/F (ℓ/h) foi de 3.252 e 3.783 (Stott et al., 2013b). Após administração por via intravenosa de 20 mg de CBD, a CL/F foi de 74,7 ℓ/h (Ohlsson et al., 1986).

O volume de distribuição (V/F [ℓ]) após administração intravenosa de 20 mg de CBD foi de 2,520 ℓ (Ohlsson et al., 1986) e de 26,298, 31,994, e 28,312 ℓ após doses únicas agudas via *spray* oromucosal a 5, 10 e 20 mg, respectivamente (Stott et al., 2013a).

3

Mauro Geller, Flavio Steinwurz, David Katz

Sistema endocanabinoide e mecanismo de ação do CBD

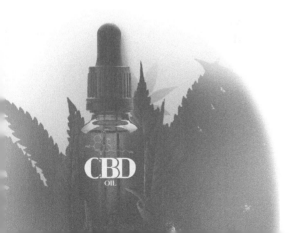

O sistema endocanabinoide (SEC) é composto pelo conjunto de endocanabinoides, por receptores canabinoides e pelas enzimas e proteínas que realizam sua biossíntese, degradação e reatualização (Wu, 2019). O SEC é um sistema neuromodulador, em que um determinado neurônio utiliza um ou mais produtos químicos para regular diversas populações de neurônios; em contraste, na transmissão sináptica, um único neurônio correspondente é afetado (Klumpers & Thacker, 2019). O SEC foi descoberto na década de 1990, com o descobrimento do canabinoide endógeno anandamida e subsequente clonagem do receptor canabinoide tipo 1 em 1990 e tipo 2 em 1993 (Devane et al., 1992; Munro et al., 1993).

No organismo humano, os endocanabinoides e seus receptores encontram-se em diversos locais, incluindo sistema nervoso, sistema imune, tecidos conjuntivos, órgãos e glândulas (Bridgeman & Abazia, 2017). Os canabinoides, que abrangem endocanabinoides, fitocanabinoides e canabinoides sintéticos, exercem efeitos biológicos por meio dos receptores de canabinoide, dois dos quais foram identificados e clonados – receptor de canabinoide 1 e 2 (CB1 e CB2) –, havendo debate sobre a existência de receptores adicionais (Munro et al., 1993; Matsuda et al., 1990; Klumpers & Thacker, 2019). Esses receptores pertencem à família de receptores acoplados à proteína G (GPCRs). Os GPCRs compõem um grande grupo de receptores proteicos, entre os quais estão a via de sinalização cAMP (3′,5′-monofosfato cíclico de adenosina) e a via de sinalização do fosfatidilinositol, que ativam respostas celulares por meio da ativação de vias internas de transdução de sinais (Trzaskowski et al., 2012). É importante mencionar a diferença entre os tipos de canabinoides: endocanabinoides (produzidos pelo corpo humano), fitocanabinoides (presentes em plantas – principalmente na *Cannabis*) e canabinoides sintéticos (moléculas sintéticas que interagem

28 Canabidiol: Compêndio Clínico-Farmacológico e Terapêutico

com os receptores de canabinoide da mesma forma que os fitocanabinoides) (Solymosi & Kofalvi, 2017).

Os CB1 encontram-se concentrados em diferentes locais do corpo humano, desempenhando funções distintas: o CB1 está presente predominantemente no sistema nervoso central (SNC), enquanto o CB2 encontra-se principalmente em células do sistema imune, sendo encontrado também no SNC (Nogueras-Ortiz & Yudowski, 2016). As principais funções do CB1 sob a influência da *Cannabis* incluem a regulação de funções de sono, apetite, percepção de tempo, memória a curto prazo e coordenação (Fattore et al., 2010). Em contraste, o CB2 atua em dor, inflamação e danos teciduais (Bridgeman & Abazia, 2017). Ao contrário do THC, o CBD apresenta uma baixa afinidade para CB1 e CB2, podendo, entretanto, agir como um antagonista de CB1 e CB2 (Pertwee, 2014).

No cérebro, o CB2 apresenta algumas características únicas que sugerem sua importância na neuroproteção e destacam sua relevância como potencial alvo terapêutico no tratamento de doenças neurológicas e neuropsiquiátricas, na ausência dos efeitos colaterais mediados pelo CB1 (Bie et al., 2018). O nível de expressão cerebral de CB2 é menor em relação ao CB1, o que pode sugerir um papel menor do CB2 na mediação dos efeitos da *Cannabis* sob condições fisiológicas. Os CB2s são dinâmicos e induzíveis, podendo haver suprarregulação da expressão desses receptores no cérebro em determinadas condições patológicas, o que sugere o envolvimento deles em diversas enfermidades neurológicas e psiquiátricas, incluindo inflamação, epilepsia, ansiedade e dependência química (Wu, 2019). Enquanto os CB1s apresentam expressão predominantemente pré-sináptica, a expressão de CB2s no cérebro é majoritariamente pós-sináptica, o que indica que os dois receptores desempenham papéis opostos na regulação do disparo neuronal e na liberação de neurotransmissores (Bie et al., 2018).

Nem todos os efeitos observados após a administração ou a ingestão de canabinoides podem ser atribuídos unicamente à ligação dos receptores canabinoides, pois podem agir por meio de outros mecanismos, tais como ligação a outros receptores, incluindo receptor de serotonina 5-HT1A (no caso do CBD), receptor β-adrenérgico e receptores opioide μ e δ (Pertwee, 2014; Mallipeddi et al., 2017).

Os endocanabinoides são compostos endógenos (produzidos pelo organismo, em contraste com os compostos exógenos, cuja origem é exterior ao organismo) que se ligam aos receptores de canabinoides. São compostos lipídicos de meia-vida curta, que são liberados em resposta à demanda a partir de precursores fosfolipídicos de membranas celulares e que não são armazenados (Mechoulam & Parker, 2013). Os endocanabinoides são qualificados como transmissores retrógrados, uma vez que fluem para trás contra o fluxo habitual do transmissor sináptico, sendo liberados da célula pós-sináptica e agindo na célula pré-sináptica, onde os receptores-alvo encontram-se em maior concentração (Klumpers & Thacker, 2019). O papel principal desempenhado pelos endocanabinoides é a sinalização intercelular local (parácrino ou autócrino), sendo fundamentais nos processos de biorregulação por meio da inibição não competitiva da liberação de outros neurotransmissores (acetilcolina, dopamina, histamina, serotonina, glutamato, ácido gama-aminobutírico [GABA], entre outros) no sistema nervoso (Grotenhermen, 2003). Os mais conhecidos são: a anandamida (AEA), um neurotransmissor de ácidos graxos que se liga preferencialmente aos receptores CB1 no SNC, podendo também se ligar ao CB2 em locais periféricos, agindo como agonista parcial; e o 2-araquidonoilglicerol (2-AG), que age como agonista completo para ambos os receptores, CB1 e CB2 (Mechoulam et al., 1995; Sugiura et al., 1995).

A evolução da compreensão sobre o SEC deve-se à progressão das pesquisas científicas que estão ajudando a elucidar esse sistema complexo, com a descoberta de receptores, ligantes e enzimas metabólicas adicionais (Bridgeman & Abazia, 2017). Tanto os endocanabinoides (incluindo AEA, 2-AG, NAGly [N-araquidonil glicina]) quanto os fitocanabinoides (incluindo THC e CBD) funcionam como ligantes nos receptores acoplados à proteína G (GPR) – GPR55, GPR18, GPR119 – e em diversos canais de íons de receptor de potencial transitório (TRPV1, TRPV2, TRPA1, TRPM8), nestes com ações similares à da capsaicina na ausência de efeitos nocivos (Bisogno et al., 2001; McPartland et al., 2014; Bridgeman & Abazia, 2017). Os efeitos dos endocanabinoides (AEA e 2-AG) podem ser aumentados por "compostos de comitiva" (do inglês, *entourage compounds*), que incluem N-palmitoiletanolamina (PEA), N-oleoletanolamida (OEA) e cis-9-octadecenamida. Esses compostos inibem a hidrólise dos endocanabinoides através de competição por substratos e, consequentemente, prolongam sua ação por meio de sinergia e acréscimo, podendo representar uma via de regulação molecular da atividade endocanabinoide (Ben-Shabat et al., 1998).

Uma revisão recente de Wu (2019) destacou quatro aspectos importantes a serem levados em consideração na pesquisa sobre *Cannabis*, SEC e receptores canabinoides. Esses aspectos são: heterogeneidade (com respostas biológicas atribuíveis a mecanismos ligados ou não aos receptores CB e diferentes efeitos biológicos produzidos pelos receptores CB); complexidade (existência de grande variedade de ligantes sintéticos, endógenos e derivados de plantas; vias de sinalização múltiplas; canais iônicos); especificidade (potencial impacto de receptores, vias de sinalização ou canais iônicos específicos

Capítulo 3 Sistema endocanabinoide e mecanismo de ação do CBD   **31**

para os diversos alvos terapêuticos e farmacológicos); e perfil induzível (expressão induzível dinâmica, variando conforme a condição patológica, possibilitando a identificação de alvos terapêuticos no tratamento de doenças sem a interrupção da função cerebral normal).

Mecanismo de ação do CBD

Um dos principais obstáculos na pesquisa do CBD se deve ao fato de que seu mecanismo de ação ainda não está inteiramente elucidado. Sabe-se que o CBD apresenta baixa afinidade de ligação com os receptores canabinoides 1 e 2 (CB1 e CB2); entretanto, a identificação dos alvos ativos do CBD permanece um desafio para os pesquisadores (Wu, 2019). Na Tabela 3.1, estão resumidos os receptores e os efeitos do CBD conhecidos até o momento.

Tabela 3.1 Afinidade do CBD com os receptores.

Receptor	Efeito	K_i; EC_{50}; IC_{50}
CB1	Antagonista	$K_i = 4.350\text{-}4.900$ nM
CB2	Agonista inverso	$K_i = 2.860\text{-}4.200$ nM
GPR55	Antagonista	$IC_{50} = 445$ nM
TRPM8	Antagonista	$IC_{50} = 80\text{-}140$ nM
TRPV1	Agonista	$EC_{50} = 1.000$ nM
TRPV2	Agonista	$EC_{50} = 1.250$ nM
TRPV3	Agonista	$EC_{50} = 3.700$ nM
TRPA1	Agonista	$EC_{50} = 110$ nM
PPARγ	Agonista	$EC_{50} = 20.100$ nM

CB1: receptor canabinoide 1; CB2: receptor canabinoide 2; EC_{50}: metade da concentração máxima eficaz; GPR55: receptor 55 acoplado à proteína G; IC_{50}: metade da concentração inibitória máxima; K_i: constante de inibição de afinidade de ligação; PPARγ: receptor ativado por proliferadores de peroxissomo gama; TRPA1: receptor de potencial transitório anquirina 1; TRPM8: receptor de potencial transitório melastina tipo 8; TRPV: receptor de potencial transitório do tipo vaniloide. (Fonte: traduzida de Kis et al., 2019.)

O CBD apresenta um mecanismo de ação complexo que inclui bloqueio fraco dos receptores CB1 e agonismo inverso dos receptores CB2. Age também como estimulante dos receptores TRPV 1, 2 e 3. Além disso, o CBD aumenta a concentração de AEA através do bloqueio da hidrólise dessa substância (Bridgeman & Abazia, 2017). Outro mecanismo de ação identificado é a estimulação da sinalização endógena da adenosina através da ligação ao transportador de nucleosídeo equilibrativo 1 (Solinas et al., 2015; Ohlsson et al., 1986). O CBD age como inibidor do GPR55, enquanto estimula os receptores de serotonina 1A (5-HT1A), o PPARγ e os subtipos de receptor de glicina (Brown, 2007). Mais recentemente, o potencial papel da interação dos eicosanoides na ação dos fitocanabinoides tem sido investigado, particularmente a da prostaglandina E2 (PGE2) com o canabidiol (Burstein, 2019).

A característica não psicoativa do CBD é conhecida desde 1946, ano em que o Dr. Walter S. Lowe conduziu o primeiro teste em animais de laboratório. Esse estudo ofereceu a primeira evidência de que o CBD não causa alteração no estado mental. Um recente estudo realizado em camundongos demonstrou que o CBD não exerce efeitos que podem representar potencial para o uso abusivo de drogas (Viudez-Martinez et al., 2019). Na presença de Δ9-THC, o CBD funciona como antagonista nos receptores CB1, exercendo papel regulatório nos efeitos colaterais induzidos pelo THC (taquicardia, ansiedade, sedação e aumento de apetite), que foram observados em camundongos e em seres humanos (Pisanti et al., 2017).

4

Mauro Geller, Flavio Steinwurz,
Mendel Suchmacher

Indicações, uso popular do CBD e epilepsia

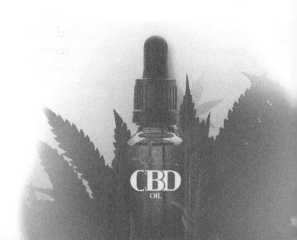

Indicações do CBD: realidades e perspectivas

Avaliação das indicações do CBD

Inúmeros estudos clínicos têm avaliado o efeito do CBD em uma grande variedade de distúrbios e doenças. Entretanto, para que a indicação ao uso do CBD seja considerada "comprovada" em nível regulatório, é necessária a realização de estudos clínicos bem-desenhados e controlados, em larga escala (estudos fase II e fase III), para cada indicação. Contudo, estudos em larga escala e bem controlados demandam tempo (anos) e recursos; portanto, é importante ressaltar que a ausência de "comprovação" em nível regulatório não corresponde à evidência de falta de efeito. Com a ampliação da disponibilidade da *Cannabis* medicinal, já existe um crescente corpo de evidências acerca da eficácia do CBD em uma grande variedade de condições, incluindo condições álgicas e câncer, resultante de pesquisas observacionais em inúmeros pacientes (Abrams, 2019).

As características terapêuticas do CBD descritas na literatura incluem: propriedades antitumorais em diferentes tipos de câncer (Ligresti et al., 2006); efeitos analgésicos nas dores crônica e neuropática (Karst et al., 2003; Aviram & Samuelly-Leichtag, 2017); propriedades neuroprotetoras (Hampson et al., 1998); ação antiemética no tratamento de efeitos colaterais da terapia citostática (Rock et al., 2012); propriedades anti-inflamatórias e anticonvulsivantes em idosos (van den Elsen et al., 2014); ação antiepiléptica (Leo et al., 2016); efeitos antiespasmódicos e ações contra sintomas da esclerose múltipla, incluindo tremor e disfunção urinária, além de retardamento da progressão da doença, da inflamação e das disfunções cognitivas (Rudroff & Sosnoff, 2018; Lebrun & Vermersch, 2015). Outras condições em que o

CBD demonstrou atividade terapêutica incluem tratamento de lesão medular (Li et al., 2018), doença de Parkinson e doença de Alzheimer (Mannucci et al., 2017), ansiedade e transtorno de estresse pós-traumático (TEPT) (Bitencourt & Takahashi, 2018), esquizofrenia (Osborne et al., 2017) e doença pulmonar (Haustein et al., 2014), como também no tratamento de dependência de tabaco e de *Cannabis* (Morgan et al., 2013).

Uso popular

O uso do CBD é bastante popular para uma enorme variedade de condições e doenças. Em uma pesquisa desenvolvida pela empresa *Harris Poll*, realizada entre março e abril de 2019 com mais de 2.000 entrevistados, os motivos mais populares citados para o uso do CBD incluíram relaxamento, redução de estresse e ansiedade, melhora do sono e alívio de dor (crônica, muscular e articular). Outras indicações citadas foram náuseas, uso espiritual, dor menstrual, cuidados com a pele e aprimoramento sexual (Kopf & Avins, 2019).

Epilepsia

O CBD é indicado para o tratamento da síndrome de Lennox-Gastaut e da síndrome de Dravet, doenças epilépticas graves, órfãs, de início precoce e resistentes ao tratamento. O medicamento Epidiolex®, solução oral de CBD puro desenvolvida pela Greenwich Biosciences, foi aprovado pela U.S. Food and Drug Administration (FDA), em 2018, após estudos clínicos terem demonstrado seus efeitos superiores aos do placebo na redução da frequência de convulsões (Devinsky et al., 2017; 2018a, b; Thiele et al., 2018). Atualmente, trata-se da única indicação de CBD aprovada pela FDA e comercializada em nível farmacêutico.

O CBD tem aplicabilidade na terapia adjunta no distúrbio convulsivo de difícil controle em pacientes pediátricos com síndrome de Dravet ou de Lennox-Gastaut, que promove efeitos positivos na expressividade, receptividade, habilidade, socialização e função motora. Apesar dos benefícios, o declínio das funções de comportamento com o longo uso do CBD por adolescentes e o maior risco de eventos adversos em bebês indicam a necessidade de cautela ao instituir o tratamento.[1]

A farmacocinética do CBD usado pela via oral para distúrbio convulsivo resistente foi comparada ao do metabólito 7-OH-CBD em estudo clínico. Os valores de concentração máxima plasmática e o intervalo de tempo para alcançar essa concentração e meia-vida foram maiores com o CBD. Sua taxa de eliminação, no entanto, demonstrou-se menor que a do metabólito. Outro aspecto interessante está no *clearance* e no volume de distribuição do CBD em relação a diferentes quantitativos de dose, sendo significativamente maior em doses baixas. Além do foco em aspectos específicos da farmacologia do CBD, o estudo também revela efeitos terapêuticos da medicação, incluindo discreta melhora na frequência diária de convulsões em pacientes.[2]

5

Mauro Geller, Flavio Steinwurz,
Luiz Henrique Sales, Marina M. Burlá

Psiquiatria

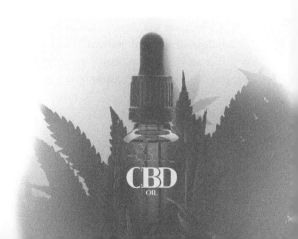

Ansiedade

Estudos em pequena escala e em nível clínico vêm corroborando os achados pré-clínicos que demonstram a ação do CBD na ansiedade (Calapai et al., 2019). Os efeitos antiansiedade observados do CBD incluem a inibição da ansiedade induzida pelo THC (Zuardi et al., 1982; Karniol et al., 1974). Em pacientes psiquiátricos com diagnóstico de ansiedade patológica, o CBD (600 mg, em dose única) reduziu de modo significativo a ansiedade, o desconforto e o comprometimento cognitivo, bem como o incômodo no desempenho da fala e o alerta antecipatório da fala (Bergamaschi et al., 2011a). No tratamento do transtorno de ansiedade social, a administração de 400 mg de CBD promoveu diminuição significativa de ansiedade subjetiva, com alterações observáveis em exame de neuroimagem (redução da captação do dímero de cisteinato de etila [ECD] no giro para-hipocampal esquerdo, hipocampo e giro temporal inferior, e aumento da captação do ECD no giro cingulado posterior direito) (Crippa et al., 2011).

Recentemente outro estudo avaliou os efeitos do CBD no tratamento de sintomas de ansiedade em mulheres (excluindo-se gestantes e lactantes), tanto usado isoladamente ou em associação ao THC (< 0,3%). Outros relatos do uso de CBD sugeriram sua atuação em insônia, estresse, alterações de libido e sintomas digestivos.[3] Esses achados indicam que o CBD se mostra promissor no tratamento de pacientes diagnosticados com transtorno de ansiedade generalizada (TAG).[4]

Uso abusivo de álcool

De acordo com o estudo que avaliou a segurança do CBD na dosagem de 600 a 1.200 mg em pacientes com transtorno de uso abusivo de álcool, a medicação apresentou pequena incidência de efeitos adversos.[5]

Uso abusivo de drogas

Estudos recentes sugerem que o CBD é capaz de controlar a abstinência a entorpecentes, como a cocaína, em episódios de recaída.[6]

Alívio da ansiedade, redução da pressão arterial e da frequência cardíaca, bem como melhora da função cognitiva, da memória e do intervalo de resposta neuropsicológica, foram observados com uso do CBD, tornando-o uma alternativa de tratamento para pacientes químico-dependentes.[7]

Ademais, pesquisadores estudam o CBD como fármaco capaz de reduzir concomitantemente o consumo abusivo de álcool e os sintomas do TEPT.[8]

Outras condições, como o uso de buprenorfina sublingual para tratamento de dependência aos opioides, demandam mais análises para determinar se o uso concomitante do CBD é seguro e eficaz.[9] Até o momento, considera-se que, pela sua eficácia seletiva, o CBD reduziria a compulsão e a frequência de recaídas.

O CBD é considerado um possível agente terapêutico para compulsão e prevenção de recidivas ao uso abusivo de entorpecentes, todavia deve-se determinar sua farmacocinética quando administrado junto a opioides.[10,11] Níveis séricos de alanina aminotransferase (ALT) e aspartato aminotransferase (AST) são, por exemplo, parâmetros importantes para garantir a segurança hepática dessa associação.[12]

O CBD também pode produzir efeitos nos estímulos emocional e social, reduzindo a ansiedade sem provocar consequências adversas sedativas excessivas. Conforme as dosagens, as reações emocionais atribuídas aos estímulos e às excitações são afetadas, havendo diminuição da resposta do indivíduo a estímulos negativos e aumento da resposta a ações positivas.[13]

O tratamento de jovens com transtorno do uso de *Cannabis* com classificação moderada está sendo avaliado em estudo randomizado duplo-cego. Nesse estudo, analisa-se a dose mais eficaz de CBD pela via oral em indivíduos jovens que desejam abandonar o uso dessa substância.[14]

Em outro estudo, o CBD demonstrou afetar os déficits cognitivos, significativamente para a recaída e a descontinuação do tratamento de pacientes com transtorno aos opioides, sendo o foco da análise do impacto neurocognitivo relacionado com a recompensa. Nesse estudo, os pacientes fizeram uso de CBD pela via oral na dose de 600 mg.[15]

Como estratégia de prevenção à dependência de *Cannabis* recreativa e sua recaída, outro estudo clínico constatou que o uso dessa substância apresenta boa tolerabilidade, redução do desejo pelo uso ilícito dessa droga, melhora dos sintomas de abstinência e diminuição na quantidade consumida pelos pacientes analisados.[16]

Dentre as substâncias entorpecentes que atualmente causam transtornos de saúde pública, o CBD é alvo de estudos para tratamento do uso abusivo de *marijuana* recreativa, o que possibilita aprimorar o conhecimento de sua farmacologia.[17]

Psicose

Enquanto o uso agudo de *Cannabis* recreacional tem sido associado ao desencadeamento de episódio psicótico e foi proposto como um fator de risco para o desenvolvimento de esquizofrenia, principalmente devido à idade da primeira utilização, frequência e duração de uso, o CBD apresenta propriedades antipsicóticas em níveis pré-clínico e clínico (Bonaccorso et al., 2019). Os mecanismos sugeridos por trás desse efeito incluem facilitação da sinalização endocanabinoide (Pisanti et al., 2017), atividade de agonista parcial em receptores de dopamina D2 (Seeman, 2016) e ativação dos receptores das vias TRPV1, facilitando a liberação présináptica de glutamato (Gururajan & Malone, 2016).

Transtorno de estresse pós-traumático

A utilização de CBD no tratamento de TEPT está associada com a redução da intensidade e do impacto dos sintomas dessa condição, incluindo exposição ao estresse e ansiedade crônica em ambientes estressantes (Campos et al., 2012; Maroon & Bost, 2018). Em modelos animais, o CBD demonstrou eficácia no bloqueio da formação de memórias associadas ao medo (Stern et al., 2012; 2015), assim como na aquisição desse tipo de memória por meio da diminuição da severidade da memória traumática (Rabinak et al., 2013) e na atenuação de memórias contextuais associadas a experiências passadas (Abush & Akirav, 2013).

Em condições clínicas experimentais, o tratamento com CBD reduz a ansiedade dos pacientes tratados após serem expostos a contextos de medo (Bergamaschi et al., 2011a). Existem também, na literatura, relatos de casos de redução de sintomas de ansiedade e depressão em pacientes com TEPT tratados com CBD (Hindocha et al., 2019).

6

Mauro Geller, Flavio Steinwurz, Hélio Rzetelna, Luiz Guilherme Darrigo Jr.

Câncer

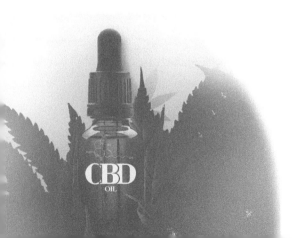

Propriedades antitumorais do CBD

As propriedades antitumorais do CBD foram inicialmente identificadas em 1975, com a observação de efeito antiproliferativo em células derivadas de adenocarcinoma pulmonar (Munson et al., 1975). O CBD, assim como outros canabinoides, exerce diversos efeitos na biologia tumoral, incluindo ações antiproliferativas e anti-invasivas em vários tipos tumorais e em diferentes etapas do processo tumoral, entre as quais: migração celular, invasão, adesão e formação de metástase (Dariš et al., 2019). O CBD é capaz de estimular a morte celular apoptótica mediada por autofagia em células cancerosas (Pisanti et al., 2013; Velasco et al., 2015), além de aumentar a produção de espécies reativas de oxigênio (ROS), responsáveis pela infrarregulação do inibidor do fator de transcrição ID-1 e pela suprarregulação da fosforilação da molécula ERK (quinase regulada por sinal extracelular), os quais desempenham papéis na promoção da proliferação celular (Cho et al., 2009; Wirawan et al., 2010).

Por meio de mecanismos dependentes ou não dos receptores CB, um efeito quimioprotetor do CBD foi observado em células cancerosas de pulmão, cólon e endócrinas, sendo esse efeito pronunciado em tumores de origem imune que expressam elevados níveis de CB2 (linfomas e leucemias) (Aviello et al., 2012; McKallip et al., 2006). O CBD também representa um promissor composto-base no tratamento do câncer, sendo utilizado como ponto de partida para a otimização de compostos sintéticos com ação antineoplásica (Pisanti et al., 2017).

A Tabela 6.1 resume os efeitos observados no CBD em testes pré-clínicos de modelos de diversos tipos de câncer.

A prevalência do consumo de CBD por pacientes em cuidados oncológicos pode ressignificar o uso dessa substância para fins terapêuticos.

Tabela 6.1 Papel do CBD em várias linhas celulares de câncer.

Tipo de câncer/ célula	Linhagem celular	*In vitro*	*In vivo*	Concentração	Conclusão
Câncer colorretal	HCT116		✓	0-8 µM	CBD induz apoptose através da regulação de diversas proteínas pró e antiapoptóticas e diminui o volume tumoral
				100 mg·kg⁻¹	
	DLD-1		✓	0-8 µM	
				100 mg·kg⁻¹	
Câncer de cólon	Caco-2	✓	✓	5 mg/kg	CBD reduz o número de focos de criptas aberrantes, pólipos e tumores
	HCT116	$IC_{50} = 0,67$ µM			
	CT26		✓	5 mg/kg	CBD induz apoptose, demonstra antiangiogênese e efeito antimetastático
	HCT116		✓	5 mg·kg⁻¹	CBD reduz células de câncer de cólon
Câncer de próstata	PC3		✓	1-5 µM	CBD reduz a liberação de exossomas
	LNCaP		✓	1; 10; 100 mg/kg	CBD reduz a viabilidade celular e o crescimento tumoral
	DU-145		✓	20-80 µg/mℓ	CBD é um inibidor potente do crescimento celular canceroso e apresenta menor potência em células não cancerosas
	LNCaP		✓	20-80 µg/mℓ	
	PC3		✓	5-15 µM	CBD induz apoptose
	LNCaP				

(continua)

Tabela 6.1 Papel do CBD em várias linhas celulares de câncer. (*continuação*)

Tipo de câncer/ célula	Linhagem celular	*In vitro*	*In vivo*	Concentração	Conclusão
Câncer de pulmão	A549		✓	5 mg/kg	CBD reduz o crescimento tumoral
	H460		✓	3 µM	CBD diminuiu a metástase tumoral
	A549		✓	3 µM	A presença de ICAM-1 é um objetivo essencial para CBD na execução de sua função antitumorigênica
	A549	✓	✓	3 µmol/ℓ	CBD induz apoptose de células cancerosas
	H460			5-10 mg/kg	
Tumor cerebral	U87		✓	5-10 µM	CBD induz apoptose através da ativação de receptores de serotonina e receptores vaniloide
	U373				
	GSC	✓ $IC_{50} = 3,5$ µM	✓	15 mg/kg	CBD induz apoptose através da produção de ROS
	U251	✓		0,4 µM	CBD induz apoptose e reduz a viabilidade e a invasão celular
	SF126	$IC_{50} = 1,1$-$1,3$ µM			
	U87MG	✓		10 µM	CBD ativa receptores TRPV2 para promover a morte celular

(continua)

Tabela 6.1 Papel do CBD em várias linhas celulares de câncer. (*continuação*)

Tipo de câncer/ célula	Linhagem celular	*In vitro*	*In vivo*	Concentração	Conclusão
	U87MG		✓	6,7 mg	CBD eleva apoptose e reduz a proliferação celular
	SH-SY5Y	✓		10 µM	CBD induz apoptose e reduz a migração e a invasão celulares
	IMR-32				
Câncer de pele	Melanoma murinho B16F10		✓	5 mg/kg	CBD reduz o tamanho tumoral
Câncer de mama	MDA-MB-231	✓ $IC_{50} = 6\text{-}10,6\ \mu M$	✓	10 mg/kg	CBD reduz o crescimento tumoral
	T47D		✓	10 mg/kg	CBD reduz a metástase tumoral
	MDA-MB-231				
	MDA-MB-231		✓	5 mg/kg	CBD induz apoptose de células cancerosas
	SUM-159	✓	✓	3-18 µM	CBD induz apoptose e morte induzida por autofagia em células cancerosas
Células endoteliais	HUVEC	✓	✓	1-19 µM	CBD inibe proliferações celulares e exibe potentes propriedades antiangiogênicas, inibindo a migração e a invasão celulares

Fonte: traduzida e adaptada de Kis et al., 2019.

Em vista dos estudos terem demonstrado previamente um efeito inibitório em diferentes citocromos, o CBD pode interagir com outros fármacos medicinais alternativos, o que demandaria maior atenção em certas associações terapêuticas.[18]

Câncer de mama

Em estudos pré-clínicos, observou-se que o CBD inibe, de maneira dose-dependente, a proliferação de cânceres de mama (positivos e negativos para receptor de estrogênio e células de adenocarcinoma mamário [MDA-MB-231]) e induz a apoptose e a morte induzida por autofagia das células tumorais, com efeito mínimo em células mamárias não tumorigênicas, sendo essas ações independentes dos receptores de CB, no câncer de mama e em outros tipos de câncer (Rocha et al., 2014; Shrivastava et al., 2011; Pisanti et al., 2017). Em cânceres de mama agressivos e metastáticos como o triplo negativo, o CBD inibe a proliferação das células cancerosas, a migração e a invasão das células tumorais por meio de alguns mecanismos distintos, incluindo: a supressão da ativação das vias de transdução de sinalização do fator de crescimento epidérmico e seu receptor (EGF/EGFR) e da inibição da atividade de NF-κB (fator nuclear potenciador da cadeia leve *kappa* de células B ativadas); a inibição da formação de adesão focal, infrarregulação da secreção das metaloproteinases de matriz 2 e 9 (MMP2 e MMP9), bem como a inibição de recrutamento de macrófagos (Elbaz et al., 2015). Em células de câncer de mama agressivas, o CBD reduz a expressão do gene *Id-1* e, consequentemente, inibe a capacidade proliferativa e invasiva dessas células tumorais, através da suprarregulação de ERK e de danos mitocondriais e do aumento da produção de ROS (McAllister et al., 2011). Em camundongos, a administração de CBD em modelos de metástase de câncer mamário resultou em redução do número de nódulos pulmonares metastáticos (Elbaz et al., 2015).

Em um estudo em que se avaliou o efeito do CBD associado com a doxorrubicina, a coadministração resultou em aumento da atividade antitumoral do quimioterápico por meio de aumento da sua captação, efeito também observado em modelo de glioblastoma (Elbaz et al., 2016). Estudos subsequentes confirmaram efeito sinérgico da coadministração do CBD com paclitaxel e doxorrubicina em células de câncer de mama, demonstrando, também, atividade antiproliferativa do CBD em células tumorais encontradas na mama, quando administrado isoladamente na forma de micropartículas poliméricas encapsuladas (Fraguas-Sánchez et al., 2019).

Câncer de cólon e câncer colorretal

O CBD apresenta efeitos antiproliferativos tanto no câncer de cólon quanto no câncer colorretal. Além disso, age na redução da inflamação intestinal, um processo importante na iniciação do câncer colorretal (Pisanti et al., 2017). O CBD também exerce efeitos antioxidantes através de redução na produção de ROS e da peroxidação lipídica (Borrelli et al., 2009). Em modelos de câncer colorretal, o CBD induz apoptose através da regulação de diversas proteínas pró e antiapoptóticas, principalmente na via de sinalização ROS reativa à Noxa (Jeong et al., 2019). Em um modelo animal desse tipo de câncer, foi atribuído efeito quimioprotetor ao CBD, com suprarregulação de caspase-3 ativa e infrarregulação da cascata de sinalização de fosfatidilinositol-3-quinase (PI3K)/proteína quinase B (Akt), sendo também observado esse efeito contra danos ao DNA induzidos por peróxido de hidrogênio (Aviello et al., 2012).

Em modelos de câncer de cólon, os efeitos antiproliferativos do CBD foram atribuídos à indução da clivagem de caspase-3 e poli (ADP ribose) polimerase (PARP) de forma independente dos receptores de CB. O CBD também é capaz de induzir a expressão de mRNA de diversas fosfatases, enzimas responsáveis pela desfosforilação, e consequente desativação de diversas quinases envolvidas na progressão tumoral, como proteína quinase ativada por mitógeno (MAPK – p42/p44)), Akt, transdutor de sinal e ativador da transcrição 3 (STAT3), c-Jun N-quinase terminal (JNK), ERBB2 e p38 MAPK (Sreevalsan et al., 2011). Em um modelo de camundongos com carcinoma de cólon, o CBD reduziu a metástase hepática, efeito atribuído ao antagonismo do GPR55, que exerce um papel na ocorrência de metástase, migração e adesão celular (Kargl et al., 2016).

Câncer cerebral

Na pesquisa da aplicabilidade do CBD no câncer cerebral, a maior parte dos estudos está focada no glioblastoma multiforme (GM), o mais agressivo tumor primário do SNC, que corresponde a um terço de todos os diagnósticos de tumor cerebral. O CBD demonstrou efeitos antiproliferativos, antimigratórios e anti-invasivos, de maneira dose-dependente, em linhagens celulares de glioma humano por meio de um mecanismo independente dos receptores CB e do TRPV1 (Massi et al., 2004; Vaccani et al., 2005). Nesse tipo de câncer, o CBD também induz a apoptose em células humanas de glioma através da produção de ROS e redução de glutationa, que resulta na ativação de caspases 8 e 9 (Massi et al., 2008). A administração de CBD em células de glioblastoma resulta na redução das vias de sinalização de sobrevivência ERK e Akt, e exerce função inibitória no fator induzível por hipoxia 1-alfa (HIF-1-α). As células GM expressam TRPV2, e o

CBD aumenta a atividade e a expressão desse receptor nessas células, possibilitando aumento na captação de quimioterápicos (p. ex., temozolida, carmustina, doxorrubicina) e sinergia com agentes citotóxicos, induzindo a apoptose da célula tumoral (Nabissi et al., 2015; López-Valero et al., 2018). A modulação do fator de transcrição Id-1 pelo CBD foi demonstrada em modelo murino de xenoenxerto de glioma, reduzindo a capacidade invasiva do GM (Soroceanu et al., 2013).

Câncer de próstata

O CBD demonstrou capacidade de inibição do crescimento de células de câncer de próstata através de diversos mecanismos, que incluem a modulação de liberação de exossomas e microvesículas, a estimulação de vias de apoptose e alterações na viabilidade celular tumoral (Petrocellis et al., 2012; Sharma et al., 2014; Sreevalsan et al., 2012; Kosgodage et al., 2018).

Os receptores canabinoides 1 (CB1) e 2 (CB2) são altamente expressos em células cancerígenas prostáticas, sugerindo a hipótese de que há segurança bioquímica ao usar CBD para inibir o crescimento do tumor no modelo de xenoenxerto.[19]

Câncer de pâncreas

Receptores de CBD foram identificados em células tumorais pancreáticas, em contraste com as células pancreáticas normais, nas quais sua expressão é mínima ou indetectável. Diversos estudos demonstram efeitos antiproliferativos e pró-apoptóticos do CBD em células tumorais pancreáticas (Sharafi et al., 2019). Conforme mencionado anteriormente, o CBD se liga ao GPR55 e inibe sua atividade. Recentemente, o GPR55 foi identificado como exercendo um possível papel essencial no desenvolvimento de câncer pancreático através da regulação do ciclo celular e das vias de sinalização MAPK (Ferro et al., 2018). A combinação de CBD com antagonista de GPR55 resultou em inibição de crescimento celular, progressão do ciclo celular e sinalização de MAPK em células tumorais pancreáticas. Quando da administração em conjunto de CBD e gemcitabina, ocorre inibição maior do crescimento celular em comparação com a administração isolada, indicando que os efeitos do quimioterápico poderiam ser potencializados na ocorrência de inibição de GPR55 (Sharafi et al., 2019; Ferro et al., 2018).

Câncer de pulmão

Estudos com CBD em modelos pré-clínicos de câncer pulmonar demonstraram sua capacidade de indução de apoptose associada com a suprarregulação da expressão de ciclo-oxigenase tipo 2 (COX-2) e PPARγ (Haustein et al., 2014; Ramer et al., 2014). Em diversos tipos de células tumorais de pulmão, o CBD diminui a capacidade invasiva dessas células através da indução da expressão da molécula de adesão intercelular-1 (ICAM-1) e do aumento dos níveis de inibidor tecidual de metaloproteinases (TIMP1), efeitos que foram associados à fosforilação de p38 e p42/44MAPK e que são revertidos na presença de antagonistas de CB1, CB2 ou TRPV1 (Ramer et al., 2014). A suprarregulação de ICAM-1 induzida pelo CBD ocorre especificamente em células tumorais (estando ausente ou minimamente presente em tecidos sadios); eleva também a suscetibilidade de células pulmonares cancerosas à citólise mediada por célula *killer* ativada por linfocina (LAK, do inglês, *lymphokine-activated killer cell*) (Haustein et al., 2014). A capacidade invasiva de células cancerosas de pulmão é diminuída na presença do CBD mediante a redução da expressão e da liberação do inibidor de ativação do plasminogênio 1 (PAI-1), efeitos estes que são revertidos na presença de antagonistas dos receptores CB1, CB2 e TRPV1 (Ramer et al., 2010).

Glioblastoma

O uso de CBD combinado ao THC e de temozolomida em doses elevadas por pacientes com glioblastoma recorrente está sendo estudado para determinar se haveria riscos de interações medicamentosas entre esses fármacos.[20]

Outros tumores

Os efeitos antitumorais do CBD foram demonstrados em modelos de outros tipos tumorais, incluindo câncer de bexiga urinária (indução de apoptose) e melanoma (redução de viabilidade celular e crescimento tumoral) (Pisanti et al., 2017).

7

Mauro Geller, Flavio Steinwurz, Marina M. Burlá, Mariana Magalhães, Rafael Nigri

Dor

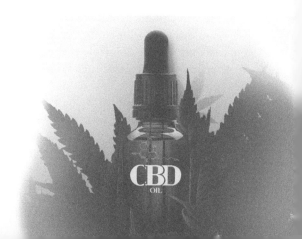

O CBD apresenta efeitos analgésicos, através da elevação do limiar de dor. No entanto, o seu uso em pacientes saudáveis mostrou indução de compulsão pelo fármaco, principalmente quando administrado em dose de 400 mg, com maior ocorrência de outros efeitos adversos.[21]

Pesquisas sobre a ação do CBD na dor aguda, hiperalgesia e alodinia são de grande valor clínico, especialmente quando analgésicos usuais estiverem contraindicados ou quando apresentarem efeitos subterapêuticos. Adiciona-se a essas características o fato de o CBD apresentar menor incidência de eventos adversos quando comparado às medicações contendo THC.[22]

O CBD também está sendo estudado como alternativa na intervenção medicamentosa à hiperalgesia induzida por opioides. Assim, atualmente pondera-se se o CBD poderia ser usado em conjunto na analgesia, bem como na anestesia por opioides, devido à sua potencial ação como anti-hiperalgésico.[23]

O uso de CBD também se mostrou relevante na redução da dor moderada a grave em pacientes oncológicos, aumentando a qualidade do sono e reduzindo a interferência do sintoma sobre as atividades diárias após o início do tratamento. Tanto as doses altas quanto mínimas promoveram maior conforto físico e psicológico ao paciente no curso clínico da doença.[24]

O uso prolongado de CBD/THC em pacientes oncológicos com quadro de dor crônica persistente e incontrolável resultou em baixa incidência de efeitos adversos decorrentes das terapias oncológicas instituídas, incluindo menos alterações sobre o sono em virtude da dor e melhora dos sintomas de constipação intestinal, o que representou uma grande satisfação dos participantes do estudo.[25]

Apesar dos resultados promissores no controle da dor, pacientes oncológicos submetidos a tratamento prolongado com CBD/THC apresentaram alto risco de efeitos adversos (94,8%) em recente estudo clínico realizado.[26]

Ao mensurar o alívio da dor oncológica crônica e persistente com o uso de CBD, em um estudo duplo-cego, este último não demonstrou diferenças comparativamente ao placebo, porém houve registro de melhora da dor com o uso de CBD, principalmente sobre a dor de alta intensidade. Outro fato destacado foi a redução do uso total de opioides, incluindo os de manutenção diária. Apesar disso, a frequência de uso desses para o resgate foi maior.[27]

Além da redução de doses e da frequência no uso de opioides, os pacientes oncológicos que utilizaram CBD apresentaram melhora na percepção de dor moderada a grave.[28]

8

Mauro Geller, Flavio Steinwurz,
Luiz Henrique Sales, Marina M. Burlá,
Aline Sintoveter

Clínica médica

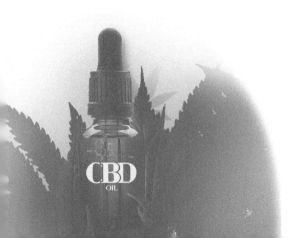

Endocrinologia

Pesquisas clínicas adicionais são necessárias para expandir a base de conhecimento acerca do uso terapêutico do CBD para distúrbios endócrinos. O uso regular desse medicamento em indivíduos saudáveis vem sendo analisado, objetivando melhora clínica sob os parâmetros de humor, estresse, em propriedades anti-inflamatórias, sedativas e ansiolíticas, através da modulação da expressão da enzima conversora da angiotensina (ECA). Dentre os fatores determinantes para a sua eleição, está a segurança farmacológica demonstrada.[29]

A influência do CBD na resposta clínica de pacientes diabéticos do tipo II é ainda discutida. Quando a terapia associa os tipos GWP42004 e GWP42003 de CBD, os parâmetros metabólicos são alterados de acordo com a quantidade relativa desses homólogos. Os efeitos são benéficos pela proporção estabelecida (em 1:1 ou em 20:1), sugerindo que a administração de CBD no tratamento de pacientes diabéticos requer consideração acerca desse aspecto.[30]

Quanto ao uso isolado dos dois canabinoides, verificou-se que a administração de 100 mg de GWP42003 reduziu mais acentuadamente os níveis de colesterol total e das lipoproteínas de baixa densidade (LDL, *low-density lipoproteins*) do colesterol em comparação ao GWP42004. Além disso, o GWP42003 apresentou melhores resultados nos parâmetros de concentração de ácidos graxos não esterificados, frutosamina e glicose após teste oral de tolerância à glicose (TOTG), insulina de jejum, redução na adiposidade abdominal e percentual de gordura hepática.[30]

O uso de 5 mg GWP42004 proporcionou melhores resultados na concentração de lipoproteínas de alta densidade (HDL, *high-density lipoproteins*), proporção HDL:LDL, lipoproteínas de muito baixa densidade (VLDL, *very low-density lipoproteins*, apolipoproteína A, glicemia de jejum,

58 Canabidiol: Compêndio Clínico-Farmacológico e Terapêutico

hemoglobina glicada, insulina e insulina de jejum, peptídio C, índice de massa corporal (IMC), colesterol total, LDL e ácidos graxos não esterificados.[30]

Quando combinados na proporção de 1:1, também se evidenciou redução nos valores de colesterol total, LDL, tri-glicerídios, apopolipoproteína B, peso corporal e nos demais parâmetros glicêmicos.[30]

Nefrologia

Em estudo recente, observou-se diminuição da quantidade de pacientes que necessitaram de uso de narcóticos de resgate após o procedimento da uretroscopia, com discreta atenuação dos sintomas urinários após a inserção de *stent*. Esses resultados foram atribuídos ao tratamento com CBD.[31]

Ortopedia

A avaliação do uso de CBD no tratamento da marcha deficiente em pacientes com esclerose múltipla possibilitou a elaboração da hipótese de modulação na excitabilidade cortical. A ativação de receptores canabinoides pode alterar a atividade sináptica GABAérgica inibitória. Apesar de resultados promissores, o papel do CBD na melhora da função motora necessita de mais pesquisas em níveis clínico, cinemático e neurofisiológico.[32]

As potenciais ações anti-inflamatórias e analgésicas do CBD nos sintomas da osteoartrite do joelho também já foram estudadas, e futuramente servirão de base para melhorar o controle das dores crônicas nesses pacientes.[33]

Cervicalgias e dorsalgias crônicas também se tornaram tema de um estudo atualmente em curso. Trata-se de pesquisa não randomizada para avaliação do uso do CBD medicinal

(THC/CBD em 10:25) em doses escalonadas para determinar sua eficácia, farmacocinética, tolerabilidade, segurança e benefício clínico.[34]

O uso do CBD em doses mínimas administrado por via sublingual está sob avaliação clínica na indicação de dor musculoesquelética de intensidade leve a moderada.[35]

9

Flavio Steinwurz, Mauro Geller, Alessandra Santos, Luiz Henrique Sales

Doenças inflamatórias intestinais

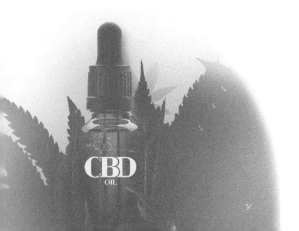

O reconhecimento do papel do sistema endocanabinoide na manutenção da homeostase intestinal aumentou a busca por aplicações no âmbito das doenças inflamatórias intestinais, incluindo doença de Crohn e colite ulcerativa (Bruni et al., 2018). Uma formulação de CBD sólida para administração oral, com indicação de tratamento de doença inflamatória intestinal, foi publicada em 2009 em uma patente após os resultados de um estudo clínico em pequena escala, que relatou melhora na doença de Crohn (Robson et al., 2009). Em outra avaliação, a administração oral do CBD possibilitou a redução da posologia de corticoide no tratamento de doenças autoimunes (Yeshurun & Sagiv, 2017).

Em um estudo em que se avaliou o uso de CBD em pacientes com doença de Crohn de severidade moderada, a administração dessa substância resultou em melhora na qualidade de vida dos pacientes tratados; entretanto, não resultou em alteração significativa dos sintomas específicos da doença. Os autores sugerem que tais resultados poderiam ter sido devido à dose relativamente baixa utilizada e à pequena população de pacientes incluídos no estudo. Portanto, sugerem estudos adicionais (Naftali et al., 2017).

A eficácia do CBD em pacientes com colite ulcerativa pode ser explicada por sua atuação na redução de marcadores inflamatórios, como a calprotectina fecal, e na diminuição da frequência de evacuações e de sangramento intestinal diário ao final do tratamento.[36]

Em outro estudo, o uso de CBD na doença de Crohn promoveu melhora sintomática, com redução de proteína C-reativa (PCR), calprotectina e citocinas séricas, o que sugere a possibilidade desse medicamento interferir na morbidade da doença.[37]

Em um novo estudo duplo-cego, os autores afirmam que atualmente o CBD é o principal e mais efetivo componente anti-inflamatório para o tratamento da doença inflamatória intestinal (DII) e que doses de até 500 mg não provocaram efeitos colaterais nos participantes do estudo.[38]

O uso de *Cannabis* é comum na DII, e estudos recentes demonstraram que essa substância pode aliviar os sintomas da doença; no entanto, ainda não está claro quão segura a *Cannabis* e seus derivados são para pacientes com DII.

Um estudo retrospectivo (Glickman et al., 2023) sobre o uso de *Cannabis* em pacientes com DII mostrou vários desfechos clínicos significativos. Dentre eles, aumento do risco de uso de corticosteroides e opioides, ocasionando, muitas vezes, internações hospitalares. Apesar do risco aumentado para o uso de corticosteroides, esses pacientes não apresentaram maiores taxas de cirurgias relacionadas com DII ou morte. As pesquisas sobre o uso de *Cannabis* e seu impacto na doença de Crohn e na colite ulcerativa exibiram desfechos semelhantes.

10

Mauro Geller, Flavio Steinwurz, Thais Gotfryd Ben Ezri, Marina M. Burlá, Mariana Magalhães

Neurologia

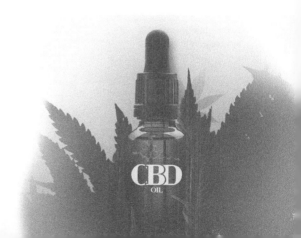

Doenças neurológicas

Uma das áreas de maior interesse para o uso terapêutico do CBD é a de doenças neurológicas, especialmente as degenerativas, em que as manifestações clínicas são resultantes da perda neuronal progressiva. No momento, há evidências sobre a aplicabilidade do CBD para o tratamento sintomático dessas doenças, com efeitos nas alterações neuronais (Maroon & Bost, 2018). A Figura 10.1 resume os possíveis benefícios do CBD sobre o SNC.

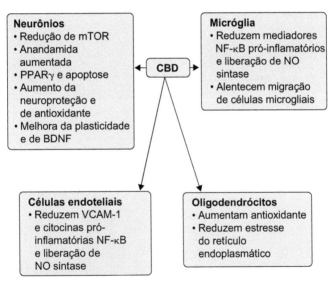

Figura 10.1 Benefícios celulares do CBD no sistema nervoso central. PPARγ: receptor nuclear ativado por proliferadores de peroxissomo gama; BDNF: fator neurotrófico derivado do cérebro; VCAM-1: molécula de adesão celular vascular 1; NF-κB: fator nuclear potenciador da cadeia leve *kappa* de células B ativadas; NO: óxido nítrico. (Adaptada de Marron & Bost, 2018.)

Doença de Parkinson

O CBD demonstra eficácia em modelos animais de doença com Parkinson pelos mecanismos antioxidantes e anti-inflamatórios independentes dos receptores CB (Guo & Ikeda, 2004). Em estudos clínicos de doença de Parkinson, a administração de CBD foi associada a melhoras significativas nos sintomas não motores da doença, melhora nos sintomas psicóticos (Zuardi et al., 2009), melhora da qualidade de vida (Chagas et al., 2014b), assim como melhora sintomática de pacientes com diagnóstico de transtorno comportamental do sono REM (Chagas et al., 2014a).

Doença de Alzheimer

Estudos em modelos animais de doença de Alzheimer demonstraram a capacidade do CBD de reduzir a gliose reativa e a resposta neuroinflamatória, além de promover a neurogênese (Watt & Karl, 2017). Em camundongos, o CBD exerce um efeito neuroprotetor no hipocampo mediado pelo PPARγ, protegendo a plasticidade sináptica (Hughes & Herron, 2018). Em um modelo *in vitro*, utilizando células humanas de neuroblastoma SH-Sy5Y, o CBD foi capaz de induzir a ubiquitinação da proteína APP, reduzindo a produção de peptídeo β-amiloide e apoptose neuronal através da ativação do PPARγ (Scuderi et al., 2014). Esses achados apontam um potencial terapêutico importante do CBD no tratamento da doença de Alzheimer.

Dor crônica e dor neuropática

Os canabinoides, incluindo o CBD, são capazes de produzir efeitos antinociceptivos em modelos murinos de inflamação e dor neuropática (Donvito et al., 2018). Embora não tenha eficácia relatada para dor aguda, estudos clínicos já apontaram efeitos do CBD na dor crônica e na dor neuropática, na neuropatia diabética, na esclerose múltipla (EM), no câncer e na fibromialgia (Lynch & Ware, 2015; Whiting et al., 2015). O seu perfil de segurança favorável por baixo potencial de uso e desvio é atrativo para tratar a dor crônica, em um contexto de preocupação global com o uso abusivo de opioides (VanDolah et al., 2019).

Em um estudo clínico em que se avaliou a eficácia e a tolerabilidade do CBD tópico no tratamento da dor neuropática nos membros inferiores, foi relatada redução estatisticamente significativa na dor intensa e na dor aguda, sensação de frio e prurido nos pacientes tratados com CBD comparados com placebo (Xu et al., 2019).

Outro recente estudo prospectivo sobre dor crônica avaliou a implementação de terapia com CBD em 131 pacientes em uso de opioides para o manejo de dor, com melhora na qualidade de vida em 94% deles. Houve melhora significativa na qualidade do sono dos pacientes tratados, redução da intensidade de interferência da dor nas atividades cotidianas, e, em 8 semanas de tratamento com CBD, mais da metade desses pacientes reduziu ou interrompeu o uso de opioides após a implementação da terapia com CBD (Capano et al., 2019).

Em outro estudo para o tratamento da dor neuropática, os pacientes em uso do CBD relataram alívio na intensidade da dor, com consequente melhora da qualidade de sono. Ainda que os autores considerem essa diminuição álgica discreta, os resultados acerca da percepção dolorosa foram relevantes.[39]

Em estudo clínico, pacientes com neuropatia periférica e alodinia referiram melhora dos sintomas com uso de CBD, com diminuição das repercussões da condição clínica na realização de atividades cotidianas domésticas, sociais, pessoais e de lazer, porém, seu uso também conferiu redução da performance cognitiva, afetando funções como atenção, concentração e fluência verbal associativa.[40]

Neuropatia periférica diabética

A administração de CBD aliviou a dor, melhorou a qualidade do sono e diminuiu a necessidade de analgesia em pacientes com neuropatia periférica diabética.[41] Além disso, mesmo com relatos de efeitos adversos, a baixa incidência de intoxicação com o CBD foi previamente descrita.[42]

Em pacientes com dor neuropática associada à lesão de medula espinhal, o CBD demonstrou aumento no intervalo de tempo de administração de medicação padrão para alívio da dor e da intensidade e frequência diária de espasmos, com impactos benéficos no tônus muscular.[43]

Em outro estudo clínico em fase de análise, o uso de CBD pela via sublingual mostrou-se uma alternativa de tratamento álgico na neuropatia diabética periférica, com benefícios relevantes e boa adesão medicamentosa dos pacientes.[44]

Esclerose múltipla

Propriedades antiespasmódicas foram identificadas com a administração de CBD em estudo em pacientes com EM, sugerindo-se o fármaco como alternativa às medicações antiespasmódicas com baixa adesão. Questiona-se a possibilidade de esse medicamento ser a escolha inicial de tratamento, dados os seus benefícios clínicos.[45] Além disso, a associação entre CBD e terapia antiespasmódica mostrou efeitos clínicos positivos, como atenuação de sintomas depressivos, redução de espasticidade muscular e melhora no estado psicológico e cognitivo dos pacientes. A despeito desses benefícios, o CBD promoveu lentificação dos movimentos, comprovada pela medida do tempo de caminhada dos pacientes.[46]

Variados estudos investigam a eficácia do CBD na dor crônica e na refratária da EM, atribuindo-se a essa substância o alívio álgico e a diminuição da frequência de uso de analgésicos de escape, além de melhor qualidade do sono.[47]

A motricidade dos pacientes em tratamento para espasmos também demonstrou maior funcionalidade, com variação entre 30 e 50% dos casos com o uso de CBD.[48]

Esse medicamento também foi capaz de reduzir a frequência de episódios de urgência urinária e noctúria e atenuar a dor neuropática central em pacientes com essa doença.[49,50]

Outra formulação de CBD disponível para controle de espasmos é na forma de *spray*, especialmente para pacientes que não se adequaram à associação terapêutica de CBD e THC pela via oral, no entanto mais estudos são necessários para conclusões sólidas.[51]

Apesar de conferir benefícios clínicos relevantes, nos sintomas álgicos, urinários e espasmódicos, os efeitos adversos são comuns na maioria dos pacientes analisados, o que exige cautela em sua prescrição.[52,53]

No *Neurophysiological Study of Sativex in Multiple Sclerosis (MS) Spasticity (NS-MSS)*, *cross over* randomizado duplo-cego em andamento, analisam-se os efeitos neuropsicológicos do CBD em *spray* nos pacientes com EM primária e secundária, a fim de compreender seu potencial farmacológico e controle de sintomas.[54]

Pacientes com EM, tratados a longo prazo com CBD, tiveram suas capacidades motoras aprimoradas, principalmente dos membros, e a gravidade dos espasmos diários reduzida.[55]

Esclerose tuberosa

Pacientes com esclerose tuberosa beneficiaram-se com o uso do CBD, devido ao seu controle nas convulsões focal e generalizada, de caráter atônico, tônico e/ou clônico, com redução significativa de sua frequência.[56]

O uso de CBD 25 mg/mℓ em óleo, administrado pela via oral durante 12 semanas, também demonstrou redução importante nas crises convulsivas prévias, com baixa ocorrência de efeitos adversos graves em estudo similar. A eficácia e a tolerância ao CBD mostram-se promissoras para seu uso terapêutico.[57]

Paralisia cerebral

A utilização do CBD 25 mg/mℓ em *spray* e do THC 27 mg/mℓ no tratamento de crianças com paralisia cerebral e lesão traumática neurológica foi avaliada em recente pesquisa clínica. Os medicamentos mostraram eficácia nos sintomas espasmódicos e nos distúrbios do sono, o que sinaliza seu potencial terapêutico nesse público.[58]

Apesar dos resultados dessa pesquisa clínica, existem controvérsias no uso da *Cannabis* medicinal, de espectro total de CBD/THC (10:1). Em pacientes com espasticidade grave relacionada com paralisia cerebral de níveis 4 e 5, são necessárias mais evidências de seus efeitos na função motora e de esforço.[59]

Demência

O CBD pode conferir efeito benéfico em distúrbios comportamentais e distúrbios relacionados com a demência. A administração dessa substância pela via sublingual e o baixo teor de THC (CBD:THC em proporção de 30:1) mostraram reduções no estado de agitação de pacientes com demência.[60]

Distúrbios de movimento

O tratamento para tremor essencial com uso de 5 mg/cápsula de THC e 100 mg/cápsula de CBD foi proposto em recente estudo clínico. Os resultados apontaram para redução de tremores e discreta melhora clínica.[61]

Lesão do plexo braquial

Pacientes com lesão do plexo braquial foram previamente tratados com as formas farmacêuticas sublinguais de CBD, associado ou não ao THC. Seus sintomas álgicos e os distúrbios do sono relacionados com a dor foram reduzidos.[62]

Síndrome da falha cirúrgica

Consiste em dor espinhal refratária, de origem desconhecida, apesar da intervenção cirúrgica. O tratamento proposto para o controle da dor é multimodal, e o CBD é avaliado como alternativa ao uso crônico de opioides.[63]

11

Mauro Geller, Luiz Henrique Sales, Luiz Guilherme Darrigo Jr.

Síndromes genéticas

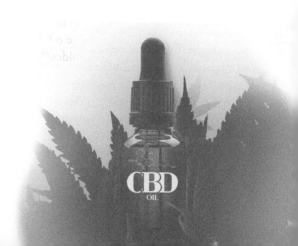

O CBD puro é avaliado atualmente como possível tratamento para síndromes genéticas, devido a hipóteses de seus múltiplos efeitos benéficos. Pacientes com síndrome de Sturge-Weber, por exemplo, apresentaram redução na ocorrência de convulsões após o início de tratamento.[64] Além da melhora nesse sintoma, houve atenuação em epilepsias refratárias, ataxia, tremores, alterações cognitivas, comportamentais e ocorrência de migrânea.[65]

O CBD também foi administrado pela via transdérmica em pacientes com síndrome de Dravet, de Lennox-Gastaut e na síndrome do X frágil, com o objetivo de controlar sintomas comportamentais, como letargia, irritabilidade e isolamento social. Cerca de 42% dos pacientes relataram melhora em seu estado clínico geral.[66,67]

Espasmo infantil

O CBD em óleo, sob a titulação de 40 mg/kg/dia, pela via oral, apresentou elevação de valores laboratoriais hematológicos, e em exames bioquímicos houve reduções desses níveis, sem repercussão na urinoanálise de pacientes em tratamento de espasmo infantil. As alterações não foram acompanhadas de achados clínicos importantes. Recente estudo duplo-cego aponta que a dosagem referida de CBD parece influenciar no controle de convulsões e de espasmos infantis, mas sua administração deve ser realizada com cautela, devido ao risco aumentado de efeitos adversos em crianças.[68]

Em recém-nascidos, o risco de efeitos adversos e de alterações laboratoriais é mais expressivo com o uso de CBD. Dentre os efeitos mais relatados em estudos clínicos, destacam-se pirexia, anemia, hipertrigliceridemia, irritabilidade e propensão à infecção das vias respiratórias superiores.[69]

12

Mauro Geller, Flavio Steinwurz, Mariana Magalhães, Marina M. Burlá, Carlos Pereira Nunes

Efeitos do CBD no sistema imune

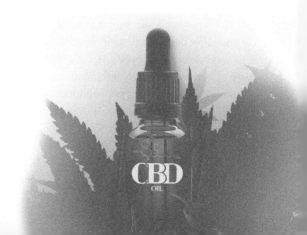

No sistema imune, o CBD apresenta um papel importante na modulação da interação entre fatores de crescimento celular. Os mecanismos incluem a ativação da via de transdução de sinalização EGF/EGFR e seus alvos a jusante Akt, ERK e NF-κB (Berasain et al., 2009; Pellati et al., 2018).

Conforme resumidos na Figura 12.1, os efeitos do CBD no sistema imune ocorrem em nível central e periférico. Pela sua redução da inflamação periférica pelas influências nos receptores periféricos TRPV1, CB2 e GPR55, o CBD regula negativamente enzimas envolvidas na produção de prostaglandinas, espécies reativas de oxigênio e citocinas. No SNC, os efeitos anti-inflamatórios do CBD são atribuíveis à inibição da MAPK e à regulação negativa de NF-κB, assim como à redução da peroxidação lipídica mediada pelo PPARγ (Pellati et al., 2018).

Em um estudo realizado para comprovar as alterações de genes relacionados com a autofagia em pacientes infectados pelo vírus da imunodeficiência humana (HIV) sob uso de CBD, no contexto de redução do HIV-DNA e das populações celulares de monócitos e linfócitos CD4+ e CD8+, a pesquisa objetiva-se compreender os efeitos da dosagem de CBD LGP 50 na prevenção da inflamação provocada por esse vírus nos pacientes, a variação de mensageiros de ácidos ribonucleicos (mRNAs) de células mononucleares e a quantificação em cada subpopulação celular; quantificação de *promoters* de ácido desoxirribonucleico (DNA) relacionados; quantificação de mRNAs associados a genes da autofagia e citocinas pró e anti-inflamatórias, além da pesquisa de expressão proteica, dosagem de citocinas inflamatórias séricas após ativação de células mononucleares do sangue periférico (PMBC), função autofágica com vesículas LC3b, quantificação da ativação (CD38, HLA-DR) e grau de senescência (CD57, PD1) de linfócitos e monócitos (CD16, HLA-DR); quantificação de populações T3, T4, T8, NK, NK-T,

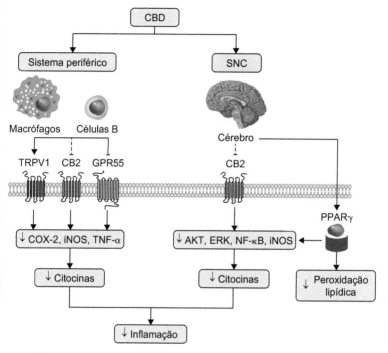

Figura 12.1 Efeitos anti-inflamatórios do CBD: vias de sinalização no sistema imune. CBD: canabidiol; SNC: sistema nervoso central; CB2: receptor canabinoide 2; TRPV1: receptor de potencial transitório vaniloide tipo 1; GPR55: receptor 55 acoplado à proteína G; AKT: proteína quinase B; ERK: quinases reguladas por sinal extracelular; NF-κB: fator nuclear potenciador da cadeia leve *kappa* de células B ativadas; iNOS: óxido nítrico sintase induzível; COX-2: ciclo-oxigenase 2; TNF-α: fator de necrose tumoral alfa; PPARγ: receptor nuclear ativado por proliferadores de peroxissomo gama. (Fonte: adaptada de Pellati et al., 2018.)

população B e monócitos, DNA-HIV em PMBCs.[69] Em um outro estudo randomizado na Dinamarca, o objetivo era avaliar a eficácia e a segurança do uso de CBD na dose de 10 mg/dia na analgesia em pacientes com osteoartrite de mãos e artrite psoriática, por meio de variáveis de eficácia, tais como função somatossensorial, experiência de dor, parâmetros psicossociais, força de preensão e pinça, efeito na dactilite, envolvimento dermatológico (artrite psoriática) e gravidade de sintomas, bem como verificar efeitos adversos possíveis mediante análise sanguínea e urinária.[70] Outro estudo randomizado buscou determinar a proporção do CBD em óleo administrado por via oral para dor e função temporomandibular em pacientes com distúrbio de dor miofascial e/ou artralgia da região temporomandibular (*TMJ pain*), analisando a capacidade analgésica e anti-inflamatória desse medicamento, bem como seus potenciais efeitos adversos. Esse estudo baseia-se em pesquisas prévias realizadas que sugerem a participação do CBD no sistema endocanabinoide, com afinidade baixa sobre ambos os receptores CB1 e CB2 e na sua ação anti-inflamatória de origem diversa, como a inibição da catação e a hidrólise da anandamida, e pela ligação do CBD ao receptor GPR55, em animais.[71]

13

Mauro Geller, Marina M. Burlá,
Mariana Magalhães, Luiz Henrique Sales,
Flavio Steinwurz

Pesquisas clínicas em curso com CBD

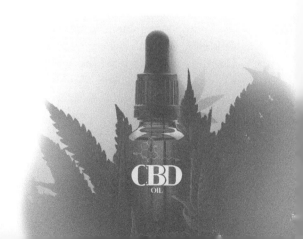

78 Canabidiol: Compêndio Clínico-Farmacológico e Terapêutico

Atualmente, existem 46 estudos clínicos avaliando o CBD em fase ativa de recrutamento de participantes registrados no banco de dados ClinicalTrials.gov, da U.S. National Library of Medicine (NLM). Destes, 26 estudos estão sendo feitos nos EUA, 9 na Europa, 5 em Israel, 4 na Austrália, 4 no Canadá e 2 no Brasil. Os dois estudos atualmente registrados no Brasil incluem o tratamento de epilepsia refratária, realizado no Hospital das Clínicas de Ribeirão Preto, da Universidade de São Paulo (HCRP-USP) e o tratamento de depressão bipolar realizado no Hospital das Clínicas de Porto Alegre (HCPA).

Os estudos clínicos em fase de recrutamento registrados no ClinicalTrials.gov incluem indicações de:

- Dor: lombalgia crônica; dor crônica; dismenorreia; hiperalgesia/dor nociceptiva/alodinia induzida por opioides; dor em combinação com a morfina; dor neuropática; dor crônica/lombalgia; neuropatia periférica diabética; osteoartrite/artrite psoriásica
- Imunidade: hepatite autoimune, doença do enxerto contra hospedeiro aguda, dermatite atópica
- Epilepsia e tremores: epilepsia de ausência na infância, epilepsia refratária, tremor essencial
- Alterações neurológicas: ansiedade, transtorno por uso de álcool/TEPT, dependência em cocaína, recuperação de lesão cerebral, agitação e agressão relacionadas à demência, síndrome de Tourette, distúrbios de tique, doença de Parkinson, esquizofrenia
- Doenças gastrointestinais: gastroparesia/dispepsia funcional, doença de Crohn
- Manifestações de doenças genéticas: síndrome de Prader-Willi, síndrome de Rett, síndrome do X frágil, retinite pigmentosa
- Alterações do desenvolvimento: autismo.

Outros estudos em andamento relacionados ao CBD incluem farmacocinética, exposição prolongada à substância, efeito sob uso abusivo de opioides, bem como efeito da *Cannabis* durante a condução de veículos.

O total de pesquisas concluídas e em andamento, inseridas neste livro, abordando as áreas de Psiquiatria, Ortopedia, Neurologia, Dor, Gastroenterologia, Medicina Interna, Oncologia e Síndromes Genéticas, oriundas do Clinical Trials, está disposto na Tabela 13.1, com seus devidos intervalos posológicos.

80 Canabidiol: Compêndio Clínico-Farmacológico e Terapêutico

Tabela 13.1 Principais pesquisas concluídas e em curso sobre o uso de canabidiol, incluindo sua posologia, nas áreas da Saúde.

Sintomas/condições clínicas	Pesquisas concluídas	Pesquisas em curso	Esquemas terapêuticos	Via de administração
Psiquiatria				
Ansiedade	3	8	1,5 mℓ; ou 25 a 800 mg	Oral – Solução oleosa
Depressão	–	1	50 mg	Oral
Estresse pós-traumático	–	6	300 mg a 2 g	Oral
Uso abusivo de álcool	1	5	100 a 600 mg	Oral
Uso abusivo de drogas	15	8	20 até 800 mg	Oral
Ortopedia				
Osteoartrite	1	4	0,75 mℓ e 10 a 200 mg	Oral – Solução oleosa
Outras patologias ortopédicas	2	3	2,5 a 400 mg	Oral
Neurologia				
Espasmo infantil	3	0	20 a 40 mg/kg	Oral
Lesão medular e cerebral traumática	0	1	210 mg	Oral
Esclerose múltipla	14	1	2,5 a 200 mg e 40 mg/kg	Oral

(continua)

Tabela 13.1 Principais pesquisas concluídas e em curso sobre o uso de canabidiol, incluindo sua posologia, nas áreas da Saúde.

Sintomas/condições clínicas	Pesquisas concluídas	Pesquisas em curso	Esquemas terapêuticos	Via de administração
Convulsão	2	0	10 a 50 mg/kg	Oral
Outros	12	17	1,5 a 600 mg e 25 a 100 mg/kg	Oral
Dor				
Dor crônica	1	8	2,5 a 500 mg	Oral
Dor muscular	1	2	5 a 1.000 mg	Oral – Creme dermatológico
Outras	16	10	2,5 a 1.600 mg	Oral
Gastroenterologia				
Doenças inflamatórias intestinais	3	1	5 a 50 mg	Oral
Outras patologias	–	2	2,5 a 20 mg/kg	Oral
Medicina interna				
Endocrinologia	2	1	100 mg	Oral
Cardiologia	0	4	25 a 400 mg	Oral
Nefrologia	1	1	5 a 20 mg	Oral

(continua)

Tabela 13.1 Principais pesquisas concluídas e em curso sobre o uso de canabidiol, incluindo sua posologia, nas áreas da Saúde.

Sintomas/condições clínicas	Pesquisas concluídas	Pesquisas em curso	Esquemas terapêuticos	Via de administração
Oncologia				
*	4	8	5 a 100 mg/mℓ e 25 a 910 mg	Oral – Solução oleosa
Síndromes genéticas				
Prader-Willi	0	–	20 a 40 mg/kg	Oral
Rett	0	–	5 a 100 mg/kg	Oral
Sturge-Weber	2	–	3 a 25 mg/kg	Oral
Lennox-Gastaut	1	2	0,2 a 100 mg/kg	Oral
Tourette	2	1	15 a 30 mg	Oral
X frágil	1	2	125 a 250 mg	Oral
Outras	3	0	2,5 a 800 mg e 40 mg/kg	Oral

Fonte: Clinicaltrials. National Library of Medicina. Disponível em: clinicaltrials.gov. Acesso em: 2 dez. 2023.

14

Mauro Geller, Gerson Goldwasser,
Mendel Suchmacher, Renato Kaufman

Segurança do CBD

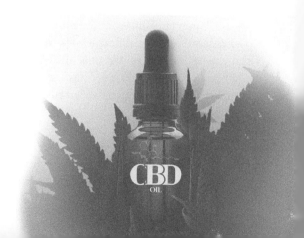

Segurança do extrato

Plantas obtidas de fontes não controladas podem apresentar contaminação de várias substâncias nocivas, o que pode acarretar efeitos adversos e até internação hospitalar (Hazekamp, 2016). Os contaminantes previamente identificados incluem produtos químicos adicionados intencionalmente para aumentar a colheita da *Cannabis*, o peso ou a potência do extrato, por exemplo, pesticidas, partículas metálicas, canabinoides sintéticos e solventes tóxicos utilizados durante o processo de extração (Busse et al., 2008). Outros contaminantes que podem afetar a colheita de maneira não intencional são: metais pesados, fungos, bactérias e aflatoxinas (Hazekamp, 2018). Caso estejam presentes na planta utilizada para a extração do CBD, existe uma grande probabilidade de estarem presentes, em concentrações elevadas, no extrato final (Romano & Hazekamp, 2013). Felizmente, em sua maioria, esses contaminantes são detectados facilmente por meio de métodos laboratoriais padronizados (p. ex., *United States Pharmacopeia*, *European Pharmacopoeia*) (Hazekamp, 2018). Uma ampla variedade de métodos analíticos para a avaliação dos extratos da *Cannabis* foi publicada na última década. Assim, foi necessário buscar um consenso sobre qual deles é mais apropriado e preciso, como também estabelecer diretrizes ou certificações para determinar as qualificações dos laboratórios que analisam esses extratos (Leghissa et al., 2018).

Recentemente, diversos casos de lesões pulmonares associadas ao uso do cigarro eletrônico (Evali, do inglês, *E-cigarette or Vaping product use-Associated Lung Injury*) foram relatados nos EUA, levando à retirada de produtos e líquidos para o cigarro eletrônico do mercado e provocando muita confusão acerca da fonte dos produtos contaminados. O Evali foi associado ao acetato de vitamina E em produtos contendo THC adquiridos de fontes informais (internet, amigos ou familiares) pelos usuários (Taylor et al., 2019). A literatura não registra casos de Evali associados à vaporização ou inalação de CBD isoladamente via cigarro eletrônico. Atualmente, o Centers for Disease Control and Prevention (CDC), nos EUA, recomenda que não se consuma nenhum produto de cigarro eletrônico ou vaporização obtido de fonte informal, e que não se utilize acetato de vitamina E em produtos de cigarro eletrônico e vaporização até que a relação entre a presença dessa substância e a saúde pulmonar seja melhor caracterizada (Centers for Disease Control and Prevention, 2019).

Efeito do CBD em parâmetros fisiológicos

Em estudos com roedores, o tratamento com CBD, por via intraperitoneal, ao longo de 14 dias, utilizando-se posologias que variam de 3 a 30 mg/kg, não resultou em alterações de pressão sanguínea, frequência cardíaca, temperatura corporal, temperatura retal, níveis de glicose, pH, pCO_2, pO_2, hematócrito, níveis de K^+ e Na^+, trânsito gastrointestinal ou êmese (Bergamaschi et al., 2011b).

Toxicidade pré-clínica e clínica

Até o presente momento, os estudos publicados referentes a efeitos do CBD na embriogênese se limitam a estudos préclínicos realizados em camundongos e peixe-zebra (VanDolah et al., 2019).

Em humanos, o CBD apresenta baixa toxicidade e boa tolerabilidade, com perfil de segurança favorável (Kis et al., 2019), e, até o momento, não houve relatos de risco de dependência física ao CBD, nem potencial de abuso (Food and Drug Administration, 2019).

Superdosagem

Não há relatos de superdosagem letal com o CBD (Klumpers & Thacker, 2019; Food and Drug Administration, 2019), havendo um relato na literatura de paciente pediátrico apresentando depressão respiratória após uma dose de CBD. Nesse caso, entretanto, foi detectada uma dose extremamente elevada de THC na urina do paciente (Herbst & Musgrave, 2003).

Efeitos adversos

Em estudos em humanos, poucos efeitos adversos foram relatados após a administração de CBD em uma ampla variedade de posologias e após exposição aguda e crônica (Bergamaschi et al., 2011b). Também não foi relatada a emergência de tolerância ao CBD em estudos de dose crônica (Iffland & Grotenhermen, 2017). Doses de CBD de até 300 mg/dia foram consideradas seguras em tratamento de até 6 meses de duração (Cunha et al., 1980; Trembly & Sherman, 1990), e doses entre 1.200-1.500 mg/dia foram avaliadas durante o tratamento de até 4 semanas (Zuardi et al., 1995; Zuardi et al., 2010).

Os mais robustos resultados de efeitos adversos do CBD são os relatados nos estudos clínicos em maior escala, realizados no tratamento de epilepsia e que serviram de base para o registro do Epidiolex® nos EUA. Nesses estudos, o uso do CBD foi associado a efeitos adversos como sonolência, redução de apetite e diarreia, afetando até 36% dos pacientes tratados. Entretanto, é importante destacar que a incidência e a severidade desses efeitos foram consideravelmente menores quando comparadas com as relatadas a partir do tratamento padrão com clobazam (Devinsky et al., 2017; 2018a; 2018b; Thiele et al., 2018). Uma observação importante proveniente desses estudos foi um número elevado de pacientes ter apresentado alterações nos testes de função hepática; portanto, é recomendado realizar exames de função hepática antes do início do tratamento e em 1 e 3 meses depois (VanDolah et al., 2019).

Interações medicamentosas

Uma revisão sistemática realizada por Stout e Cimino (2014) concluiu que o CBD apresenta baixo risco de interações medicamentosas clinicamente significativas. Entretanto, é importante destacar que ele tem um potencial para inibição citocromática, podendo haver interação com enzimas metabólicas, tais como as da família citocromo P450 (em que ocorre, em camundongos, inativação das isoenzimas P450 a curto prazo, porém indução das mesmas isoenzimas após administração repetida) (Bergamaschi et al., 2011b). Essa interação poderá impactar a coadministração de CBD com outros medicamentos (Ibeas et al., 2015). O metabolismo do CBD pela enzima CYP3A4 poderá sofrer impactos de medicamentos que inibem essa enzima (tais como cetoconazol, itraconazol, ritonavir e claritromicina), com consequente retardo na degradação do CBD e, portanto, maior tempo de atividade farmacêutica dele (Monographie, 2015). Essa observação é importante, levando em consideração que cerca de 60% dos medicamentos prescritos na prática clínica apresentam metabolismo via CYP3A4 (Iffland & Grotenhermen, 2017).

Associações com CBD

Resultados preliminares de um estudo de combinação de CBD com canabigerol (outro canabinoide não psicotrópico derivado da *Cannabis*) demonstraram efeitos anti-inflamatórios, antioxidantes e antiapoptóticos da combinação, podendo ter uma aplicação terapêutica para o tratamento de doenças neurodegenerativas neuroinflamatórias, como esclerose lateral amiotrófica (Mammana et al., 2019).

Em estudos em modelos *in vitro* e *in vivo*, avaliando o papel protetor do CBD no câncer, foi relatado benefício da combinação de CBD com THC, em que a administração da combinação resultou em aumento do efeito inibitório no crescimento celular (Scott et al., 2014; Torres et al., 2011).

15

Carlos Augusto de Freitas Peregrino

Desenvolvimento farmacotécnico de produtos à base de Cannabis

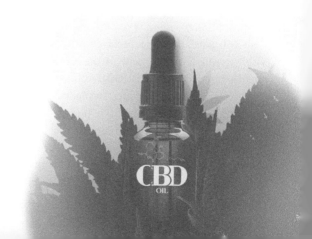

Introdução

A publicação da Resolução da Diretoria Colegiada (RDC) da Agência Nacional de Vigilância Sanitária (Anvisa) nº 327, de 9 de dezembro de 2019 (Brasil, 2019), que dispõe sobre os procedimentos para a concessão da autorização sanitária para a fabricação e a importação de produtos fabricados a partir de *Cannabis*, estabeleceu novos desafios para os profissionais que trabalham com regulação sanitária, como também para o setor de pesquisa e desenvolvimento das empresas farmacêuticas, especificamente na área de Farmacotécnica, na busca de estratégias para o desenvolvimento de novos produtos dessa categoria de medicamento.

Trata-se de uma nova regulamentação de um produto farmacêutico, pois, segundo a RDC nº 327/2019, o medicamento apresenta características tão peculiares que não se enquadrava em nenhuma categoria regulatória até então existente no Brasil. Devem-se, no entanto, manter todos os critérios de produção e de qualidade que garantam que o produto final tenha eficácia na dose estabelecida, segurança de uso na forma desenvolvida e reprodutibilidade em escala, em atendimento às normas sanitárias vigentes para o seu registro no órgão competente.

Uma molécula relativamente nova como CBD e seus derivados, oriundos de uma matéria-prima vegetal que se encontra em constante descoberta de novas ações farmacológicas contra diferentes doenças, necessita de estudos de estabilidade, tanto de suas moléculas principais como também da forma farmacêutica a ser registrada.

Para isso, a Farmacotécnica procura entender as relações físico-químicas existentes entre as moléculas com determinada ação farmacológica e sua forma farmacêutica final que será produzida em escala industrial, adequada para administração ao paciente, mediante prescrição de um profissional médico habilitado. Pesquisas sobre a forma farmacêutica mais adequada viabilizam a realização de estudos clínicos com aquela medicação, para que sejam asseguradas a qualidade, a eficácia e a segurança do produto, e com isso, sua prescrição pelos médicos.

Neste capítulo, são descritas estratégias a serem seguidas para os estudos farmacotécnicos, que vão desde a extração de moléculas canabinoides de plantas do gênero *Cannabis*, entendidas as formas farmacêuticas usadas para o desenvolvimento daquelas mencionadas na Resolução da Anvisa e apresentadas outras possibilidades de desenvolvimentos farmacotécnicos dessas formas, para melhora de sua absorção e, assim, de sua biodisponibilidade.

Estudo de formas farmacêuticas para o desenvolvimento de produtos à base de *Cannabis*

Segundo Aulton (2005), o principal objetivo no desenvolvimento de uma forma farmacêutica é a obtenção de resposta terapêutica previsível de um fármaco, quando incorporado em uma formulação, passível de ser preparado em ampla escala e com qualidade reprodutível.

A escolha da apresentação final do medicamento deve considerar a intensidade da resposta farmacodinâmica, que é geralmente proporcional à concentração do princípio ativo no local de ação, a via de administração utilizada e a modalidade de administração para obtenção do efeito terapêutico desejado.

O profissional responsável pelo desenvolvimento de novos produtos deve estar atento à relação existente entre a forma farmacêutica *versus* concentração do fármaco *versus* obtenção do efeito terapêutico, para iniciar os estudos de fase biofarmacotécnica, como ilustrado na Figura 15.1 (Le Blanc et al., 1997). O ajuste da posologia para um tratamento específico está diretamente ligado à forma de apresentação do produto final.

A velocidade de desintegração e desagregação, caso seja uma forma farmacêutica sólida, e de dissolução, caso seja uma forma farmacêutica líquida, pode determinar a celeridade de permeação do fármaco para a corrente sanguínea, denominada biodisponibilidade.

A velocidade de dissolução de um fármaco nos fluidos corporais do sistema gastroentérico e a sua permeação para uma mínima concentração no sangue dependem da forma farmacêutica desenvolvida e do poder de cedência para

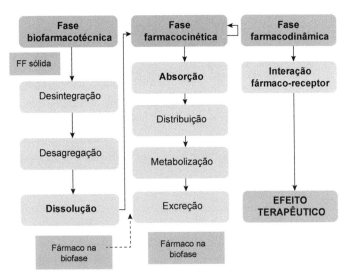

Figura 15.1 Representação esquemática sobre a necessidade de estudos de poder de cedência do fármaco relacionados com a forma farmacêutica (FF) para viabilizar uma melhor resposta farmacológica. (Adaptada de Le Blanc et al., 1997.)

Classificação biofarmacêutica dos canabinoides

O sucesso da ação de substâncias nos locais-alvo desejados depende de variados fatores, desde a fisiologia do indivíduo até as propriedades físico-químicas da molécula (solubilidade, dissolução, estabilidade, permeabilidade e metabolização), como já comentado anteriormente. O estudo dessas características e do aprimoramento dessa performance em uma forma farmacêutica definida torna-se fundamental para obtenção de um medicamento seguro e eficaz ao que se destina.

Segundo Millar et al. (2020b), a baixa biodisponibilidade de um fármaco geralmente proporciona pouca efetividade terapêutica, com variação significativa nos parâmetros farmacocinéticos para cada indivíduo (Hellriegel et al., 1996).

Devido à natureza altamente lipofílica do CBD (LogP 6,.3),* sua biodisponibilidade varia muito de acordo com a via e o modo de administração (Huestis, 2007). Esses produtos geralmente são formulados com um veículo oleoso na forma de gotas sublinguais, solução hidroalcóolica em solução oral, na forma de *spray* bucal e em cápsulas moles (Thomas et al., 1990).

Estudos de fase I, duplo-cegos, realizados por Guy et al. (2003) que usavam extratos de *Cannabis* medicinal pela via sublingual mostraram que concentrações equimolares de

---

*Também chamado de coeficiente de partição octanol/água, o LogP indica a tendência preferencial do fármaco a se dissolver em uma fase oleosa ou aquosa. Quanto maior o LogP, mais lipofílico ele será, e, quanto menor o LogP, mais hidrofílico ele será.

CBD e THC (Figura 15.2) em humanos apresentaram alta variabilidade inter/intraindividual (Guy & Robson, 2003).

As características lipossolúveis dos principais canabinoides tornam-se um desafio maior para o desenvolvimento de formulação sólida ou líquida de uso oral que mantenha a estabilidade e consiga biodisponibilidade adequada para o seu efeito terapêutico (Itin et al., 2019). No caso dos canabinoides, a baixa solubilidade nos fluidos corporais impacta diretamente na capacidade de permeação pelo sistema gastroentérico, diminuindo a sua concentração na corrente sanguínea e ocasionando baixa biodisponibilidade para sua efetivação terapêutica.

Antes da década de 1960, o desenvolvimento de novas formulações em escala baseava-se somente nos conceitos de farmacocinética e farmacodinâmica.

Nessa época, Wagner (1961) introduziu o conceito de biofarmácia e biofarmacotécnica, demonstrando a importância de estudos relacionados com a liberação de fármacos nos fluidos corporais e sua disponibilidade no organismo.

Amidon et al. (1995) realizaram estudos de correlação sobre a dissolução *in vitro* de um fármaco e a sua biodisponibilidade *in vivo*, criando, a partir daí, o Sistema de Classificação Biofarmacêutica (SCB), de acordo com o grau de

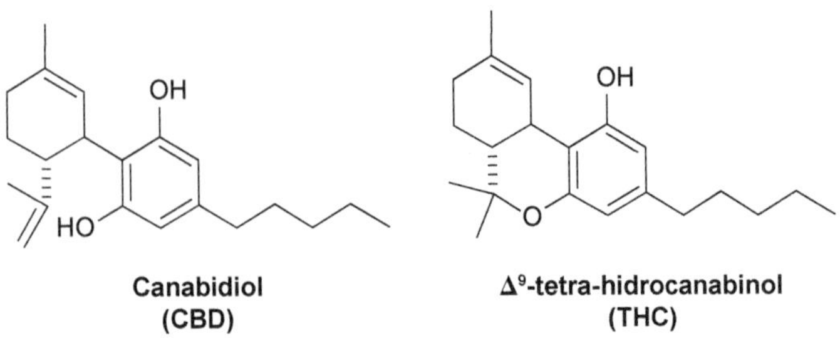

Canabidiol (CBD)

Δ⁹-tetra-hidrocanabinol (THC)

Figura 15.2 Principais canabinoides de interesse terapêutico. (Souza, 2017.)

solubilidade e a permeabilidade no organismo humano, conforme demonstrado na Tabela 15.1.

Outro fator importante no desenvolvimento farmacotécnico é que o CBD e seus derivados podem ser degradados com o aquecimento, por ação da luz e sofrer auto-oxidação.

Estudos realizados por Mazzetti C et al. (2020) analisaram a estabilidade de nove produtos comerciais à base de *Cannabis* na forma líquida, para serem utilizados em cigarros eletrônicos, em relação à degradação ao calor e à temperatura, e mostraram que houve média de degradação de 13% em 30 dias.

Kosovic et al. (2021) estudaram a estabilidade físico-química de produtos com CBD nas formas em pó e em solução oleosa. Utilizaram câmaras climáticas para estudos de estabilidade com formulações de CBD durante 1 ano na República Tcheca, de acordo com os requisitos definidos pelas Diretrizes da Conferência Internacional de Harmonização (site do ICH).

As amostras oleosas foram analisadas em intervalos regulares durante 365 dias. Os resultados mostraram que a quantidade de CBD armazenada nos frascos fechados alcançou um percentual de 24,09% do valor declarado no início, após o período de 1 ano, e a quantidade restante de CBD nos frascos abertos apresentou um valor de 1,03%, correspondendo a uma degradação total de 98,97% de CBD.

Tabela 15.1 Sistema de Classificação Biofarmacêutica (SCB).

Classe	Características
I	Solubilidade alta Permeabilidade alta
II	Solubilidade baixa Permeabilidade alta
III	Solubilidade alta Permeabilidade baixa
IV	Solubilidade baixa Permeabilidade baixa

Adaptada de Amidon et al., 1995.

Esses resultados fortalecem a necessidade de estudos detalhados de estabilidade da composição farmacêutica que envolva a inclusão de canabinoides para desenvolvimento de um produto com qualidade, necessário ao uso seguro e eficaz para tratamento do paciente.

Outro fator importante sobre o desenvolvimento de formulações à base de CBD são as formas polimórficas dessa molécula (WHO, 2019). O polimorfismo refere-se à ocorrência de diferentes estruturas cristalinas de um mesmo composto químico que pode decorrer de condições de cristalização (altas taxas), produzindo diferentes conformações moleculares.

O CBD apresenta-se em duas ou mais formas cristalinas que alteram potencialmente a absorção e a biodisponibilidade de medicamentos devido às diferentes propriedades físico-químicas (Mayr et al., 2017). De acordo com essa informação, até o momento poucos estudos avaliaram como diferentes formas cristalinas podem afetar a farmacocinética do perfil de absorção do CBD, o que pode ter implicações para o desenvolvimento dessa substância como forma farmacêutica sólida oral.

De acordo com Filer (2022), apesar de vários canabinoides terem sido analisados como entidades cristalinas únicas, como o ácido delta-9-tetra-hidrocanabinólico A (THCA-A) (Skell et al., 2021), o ácido delta-9-tetra-hidrocanabinólico B (THCA-B) (Rosenqvist & Ottersen 1975), o CBD (Mayr et al. 2017; Jones et al. 1977; Ottersen et al. 1977a), o canabinol (CBN) (Ottersen et al. 1977b) e canabigerol (CBG) (Fettinger et al. 2020), parece que nenhum polimorfo proveniente de cristais canabinoides de *Cannabis* foi totalmente caracterizado e relatado.

Nesse mesmo artigo, no entanto, o autor ressalta a grande possibilidade da existência do polimorfismo cristalino dos cristais de canabinoides, podendo essa característica melhorar a estabilidade dessas moléculas, como também a sua biodisponibilidade.

Formas farmacêuticas determinadas na RDC nº 327 para desenvolvimento de produtos à base de *Cannabis*

A RDC nº 327 da Anvisa, de 9 de dezembro de 2019, no seu artigo 10, informa que *"Os produtos de* Cannabis *serão autorizados para utilização apenas por via oral ou nasal".*

Segundo Allen & Popovich (2013), a via de administração é a maneira como o medicamento (forma farmacêutica) entra em contato com o organismo humano. Do mesmo jeito, para cada via de administração, podem-se desenvolver variadas formas farmacêuticas, conforme exemplificado na Tabela 15.2.

Tabela 15.2 Diferentes vias de administração e principais formas farmacêuticas.

Via de administração	Forma farmacêutica
Oral	Comprimidos Cápsulas Soluções Xaropes Elixires Suspensões Magmas Géis Pós
Nasal	Soluções *Sprays* Inalantes Pomadas

Adaptada de Allen & Popovich, 2013.

É importante salientar que uma substância ativa pode ser formulada em variadas formas farmacêuticas, e que estas podem proporcionar diferentes **velocidades de absorção, início da ação, concentração sanguínea máxima e duração da ação terapêutica.**

A administração pela via oral, por outro lado, fornece ampla possibilidade de desenvolvimento de formas farmacêuticas distintas. Para o desenvolvimento de medicamentos à base de *Cannabis*, deve-se seguir o que foi descrito no parágrafo anterior, em negrito, e no artigo 10 da RDC n⁰ 327/2019 da Anvisa.

O formulador deve ter em mente que, para desenvolver o medicamento ideal para essa via, é preciso avaliar os diferentes fatores que afetam a estabilidade e a biodisponibilidade dos canabinoides, como propriedades físico-químicas da(s) molécula(s), os adjuvantes farmacotécnicos que participarão dessa formulação, a forma farmacêutica que se quer desenvolver e seus fatores fisiológicos, assim como as características dos pacientes, tornando-se uma tarefa complexa e muitas vezes demorada até a garantia da eficácia e da segurança no uso do produto final, de acordo com a legislação sanitária vigente.

Quando comparada com outras, a via oral é considerada o meio natural para administração do medicamento: descomplicado, conveniente e mais seguro; no entanto, de acordo com documento elaborado pela Anvisa sobre as formas de apresentação para essa via, a Agência é clara ao afirmar que:

> *A ingestão pela via oral não abarca a administração pela via sublingual. Assim, o produto desenvolvido para administração pela via sublingual não pode ser regularizado por meio da RDC nº 327/2019, devendo ser registrado como medicamento nos termos da RDC nº 24/2011 ou da RDC nº 26/2014.* (Brasil, 2020).

As desvantagens principais dessa via são a resposta terapêutica mais lenta (quando comparada com a parenteral, por exemplo), variações na absorção de fármacos, determinados medicamentos pela acidez do estômago ou por enzimas gastrintestinais, entre outras (Allen & Popovich, 2013).

A forma farmacêutica em solução para uso oral, sem dúvida, oferece mais rapidez na sua absorção, quando comparada com a forma sólida, pois não existe o processo de desintegração e dissolução nos fluidos corporais. Por outro lado, pela necessidade da completa solubilização do fármaco, os canabinoides ficam expostos às reações químicas em solução, sendo necessário realizar rigoroso estudo sobre sua estabilidade e inserir adjuvantes farmacêuticos adequados para controlar esse problema.

Em consulta recente no site da Anvisa (Brasil, 2020b), verificou-se a existência de 14 registros de produtos à base de *Cannabis*, todos com a forma de apresentação de solução medicamentosa, com concentrações entre 17,18 e 200 mg/mℓ, em embalagens que variam de 10 a 30 mℓ, com conta-gotas, e outros com seringa dosadora e frasco aplicador.

A via de administração nasal é prática para administração de fármacos pelo paciente, oferece uma superfície bastante importante de absorção, por se tratar de uma região altamente vascularizada, e tem a vantagem de evitar o efeito da primeira passagem pelo fígado e a possibilidade de destruição do fármaco no trato gastrintestinal (TGI).

Alguns fatores físico-químicos podem afetar a absorção de fármacos na cavidade nasal, como boa biodisponibilidade para moléculas sem promotor < 1.000 Dáltons (Da) e moléculas com promotor < 6.000 Da; com isso, moléculas hidrossolúveis sofrem permeação por canais aquosos, dependendo do seu do tamanho molecular, e as moléculas lipossolúveis realizam transporte intracelular (difusão passiva pelas células da mucosa nasal) (Allen & Popovich, 2013).

As formas para uso nasal podem ser formuladas e apresentadas como formas farmacêuticas pressurizadas ou não, para formação de um aerossol, **para absorção exclusiva pela mucosa nasal**, podendo ter ação sistêmica ou local (Allen & Popovich, 2013).

O primeiro medicamento *spray* à base de *Cannabis* registrado no Brasil pela Anvisa é o Mevatyl™. Seu primeiro registro ocorreu em 2010, no Reino Unido, seguindo para Canadá, EUA, Alemanha, Dinamarca, Suécia, Suíça, Israel, entre outros. No exterior, o Mevatyl™ é comercializado sob o nome de Sativex™. No Brasil, a medicação canabinoide é fabricada pela GW Pharma Limited, do Reino Unido, e distribuída pela Beaufour Ipsen Farmacêutica, sendo a sua forma de apresentação um *spray* contendo THC 27 mg/ml + CBD 25 mg/ml. Apesar de estar na forma de *spray*, ele deve ser utilizado para uso na mucosa bucal, segundo a Anvisa (Brasil, 2011) e explicitado na bula do medicamento.

Assim, segundo o documento elaborado pela Anvisa em março de 2020, as vias de administração bucal e inalatória não devem ser consideradas para desenvolvimento de formulações previstas na RDC nº 327/2019 da Anvisa, pois elas não fazem parte das vias de administração oral e nasal (Brasil, 2011).

Conclusão

Estudos para o desenvolvimento de novos medicamentos requerem amplo conhecimento sobre as propriedades físico-químicas do fármaco e dos excipientes empregados no processo de fabricação (Aulton, 2005).

Conhecimentos profundos de farmacotécnica, em conjunto com estudos biofarmacêuticos e de biofarmacotécnica, além de experiência no desenvolvimento de novas formas farmacêuticas, adequadas para o que se pretende, são

Capítulo 15 Desenvolvimento farmacotécnico de produtos **101**

fundamentais para atendimento às questões de registro e de regulação junto à Anvisa.

Particularmente no caso de produtos à base de *Cannabis*, a tarefa do formulador ainda é maior devido à complexidade das diferentes moléculas presentes no extrato dessa planta, que apresentam atividade terapêutica ou metabólitos secundários que também participam e auxiliam na intensidade da ação terapêutica e que precisam ainda de estudos mais detalhados.

Técnicas adequadas de extração, estabilidade físico-química dos diferentes metabólitos das plantas, desenvolvimento de condições de análise adequada para determinar os insumos farmacêuticos ativos vegetais (IFAVs) presentes e outras moléculas secundárias (que influenciam na atividade terapêutica) são importantes para iniciar os procedimentos de desenvolvimento farmacotécnico, em uma forma farmacêutica definida, para produção em escala industrial, adequada à via de administração proposta e com concentração capaz de se manter ao longo dos estudos de estabilidade, para fins de obtenção da autorização sanitária pela Anvisa.

16

Alessandra Bastos Soares, Cristiane Bastos Soares

Regulamentação da Cannabis *medicinal no Brasil*

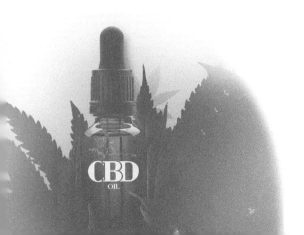

Introdução

A partir da década de 1960, quando Raphael Mechoulan, químico orgânico da Faculdade de Medicina da Universidade Hebraica de Jerusalém, inicia seus estudos sobre o CBD e o THC, o mundo volta-se com incredulidade para as possibilidades terapêuticas dessas novas moléculas. Inicialmente houve grande dificuldade em desenvolver pesquisas, fato justificado pelo histórico controverso e grande viés político-social que carregava o uso da *Cannabis sativa*, cenário que, lenta e gradativamente, vem se modificando ao longo dos anos. E foi no Brasil, em 1976, que o químico israelense encontrou guarida para suas investigações: Dr. Elisaldo Carlini, um médico, psicofarmacólogo, professor universitário e pesquisador brasileiro, liderou em nosso país as primeiras pesquisas com o CBD.

A planta, que é uma das fontes mais antigas de alimento e fibra têxtil, já era apreciada por suas propriedades farmacológicas desde longa data. O ser humano a usa há mais de 5.000 anos, o que dificulta a identificação de sua distribuição original. O uso medicinal e recreacional da *Cannabis* deve-se aos canabinoides encontrados na espécie vegetal, metabólitos secundários terpenofenólicos que incluem o THC – composto psicoativo – e o CBD – composto não psicoativo. As pesquisas mais atuais, realizadas nos ambientes clínicos e pré-clínicos, demonstram que o CBD apresenta propriedades anti-inflamatórias, antioxidativas e antinecróticas, com perfil favorável de tolerabilidade e segurança.

Imperioso destacar, no entanto, que a eficácia de uma formulação farmacêutica só é alcançada quando obedece a critérios sanitários que garantam sua qualidade na fabricação e segurança na utilização. A pesquisa clínica é a ferramenta adequada para investigar a eficiência de qualquer substância, se desejarmos classificá-la como medicamento.

104 Canabidiol: Compêndio Clínico-Farmacológico e Terapêutico

Desse modo, o setor produtivo, centros de pesquisas, institutos de avaliação e centros de distribuição dependem de critérios estabelecidos pela autoridade sanitária para orientar tanto o processo fabril como os estudos pertinentes e o mercado desses produtos. Destaca-se aqui a importância da qualidade das normativas construídas, já que estas, a fim de cumprirem o seu papel, devem ser implementáveis, auditáveis e dinâmicas para que sejam aplicadas boas práticas em todas as etapas do processo.

Neste capítulo, são tratados os aspectos regulatórios da *Cannabis sativa* e de seus compostos ativos no Brasil, sob a perspectiva medicinal.

É fundamental esclarecer de antemão as diferentes definições do termo "droga", já que este se aplica ao uso farmacológico de uma substância psicoativa e a seu uso recreativo (ou adulto). Ainda que o tema ainda seja alvo de preconceitos e abordagens distorcidas, o percurso regulatório da *Cannabis* medicinal – no Brasil e no mundo – é bastante distinto quando observamos os aspectos acima citados.

Cannabis medicinal e sua trajetória regulatória

Marcos iniciais da regulamentação da Cannabis sativa

É inegável o benefício da utilização da *Cannabis* com propósitos terapêuticos. Suas propriedades, ainda que não tivessem comprovações científicas, são observadas desde a Antiguidade. As informações dúbias, com frágeis evidências científicas reconhecidas para sustentar seu enquadramento como um fármaco possível de ser aplicado a tratamentos de saúde, são a base do estigma criado acerca dessa planta. Diante

Capítulo 16 Regulamentação da *Cannabis* medicinal no Brasil **105**

desse fato, investir esforços no desenvolvimento de pesquisas robustas que revelassem dados seguros sobre a sua aplicação foi – e ainda é – um grande desafio àqueles que creem nessa alternativa terapêutica. O estudo sobre sua riqueza farmacológica, suas substâncias ativas, sua complexidade química, as possibilidades farmacotécnicas, a amplitude terapêutica, relação "risco *versus* benefício", além de sua eficácia e segurança, em um vasto universo de possibilidades de utilização, tem impulsionado profissionais do mundo todo a reunir provas que subsidiem a eficácia e a segurança de sua utilização.

Desde o início do século XX, o viés da discussão que abarca a *Cannabis* spp. – e todos os produtos obtidos a partir dela – foi fundamentalmente proibicionista. Há marcos, como no ano de 1906, em Xangai, quando vieram à pauta os primeiros discursos referentes ao controle de drogas – narcóticos e entorpecentes, cuja intenção era coibir a circulação desses produtos mediante proibição do cultivo da planta, sua manufatura, a produção elaborada de preparados farmacêuticos e seu comércio. As convenções subsequentes incorporaram ações para melhor definir utilização da *Cannabis* ao âmbito da medicina e da pesquisa.

Partindo do pressuposto de que uma política de controle de drogas constitui o conjunto de esforços do país para redução da oferta e da demanda dessas substâncias, o Brasil organizouse politicamente para participar mais ativamente do cenário mundial, baseando-se nas disposições e recomendações discutidas a partir da Primeira Convenção Internacional do Ópio, em Haia, no ano de 1912. Para Silva (2015):

> [...] a Convenção de Haia foi o resultado da convergência de esforços, não necessariamente coordenados, de médicos e farmacêuticos, assim como dos movimentos moralistas antiópio, especialmente os estadunidenses. Fato que evidencia a união entre a questão da saúde pública, a causa política e considerações econômicas na eleição de alvos de controle.

A partir desse acontecimento, tramitaram novos entendimentos sobre os comandos fiscalizatórios, os limites de cada órgão e, ainda, as substâncias e os produtos que comporiam as listas de controlados.

Depois das discussões ocorridas em Haia, no ano de 1931, em Genebra, nova convenção foi organizada, e o Brasil aderiu, com a intenção de proporcionar um alinhamento político adequado ao que acordaram os países que compunham a Liga das Nações, signatários desses acordos. A partir de 1935, o governo brasileiro adota uma iniciativa que lhe dará condições de dinamizar os mecanismos internos de controle sobre o comércio de importação e exportação de entorpecentes, assim como sobre a fiscalização do consumo dessas substâncias. Emerge nessa época o Conselho Nacional de Fiscalização de Entorpecentes (CNFE), criado pelo Decreto nº 780, de 28 de abril de 1936, que em seu artigo 3º define:

> A Commissão terá a seu cargo o estudo e a fixação do normas geraes de acção fiscalizadora do cultivo, extracção, produção, fabricação, transformação, preparo, posse, importação, reexportação, offerta, venda, compra, troca, cessão, bem como a repressão do trafico e uso illicitos de drogas entorpecentes, incumbindo-lhe todas as attribuições decorrentes dos objectivos geraes, para os quaes é constituida.

A motivação foi reunir, em um único órgão, informações sobre a circulação desses produtos com relatórios estatísticos e dados que não se limitassem às questões econômicas desse segmento, mas que promovessem o monitoramento do impacto na saúde pública e no contexto social, a fim de que, com base nessas estimativas, essa entidade tivesse a capacidade de elaborar leis e normas para esse mercado.

Dessa feita, os termos da Conferência do Ópio, realizada em Genebra em 1936, associados aos dados relatados pelo CNFE, fornecem subsídios suficientes para a elaboração, e posterior publicação, do que seria a primeira norma brasileira

Capítulo 16 Regulamentação da *Cannabis* medicinal no Brasil **107**

dedicada ao controle nacional de drogas e substâncias entorpecentes. O Decreto-Lei nº 891, de 25 de novembro de 1938, que aprova a Lei de Fiscalização de Entorpecentes e dá outras providências, implementa um novo momento na política de controle de drogas no território nacional, não só por ampliar a lista das substâncias proibidas, mas também por inserir novas técnicas e estratégias de controle do comércio e consumo dos entorpecentes. Essa é a primeira normativa em que a *Cannabis sativa,* a *Cannabis indica* e o cânhamo são citados em uma lista de substâncias entorpecentes.

Atualizadas as informações sobre as políticas adotadas nos países que compõem a Liga e o cenário sobre o uso dessas substâncias, são publicadas posteriormente outras duas normativas importantes. O Decreto nº 54.216, de 27 de agosto de 1964, cujos termos elaborados na Convenção de 1961 dão corpo ao texto da *Convenção Única sôbre Entorpecentes,* que, em seu artigo 4º, fica definido que: "As Partes adotarão tôdas as medidas legislativas e administrativas que possam ser necessárias: c) à limitação exclusiva à fins médicos e científicos, da produção, fabricação, exportação, importação, distribuição, comércio, uso e posse de entorpecentes, dentro dos dispositivos da presente Convenção."

Nesse Decreto, a *Cannabis* (resina, extratos e tinturas) consta nas listas I e IV, *Cannabis* e sua resina.

Foi criado também o Decreto nº 79.388, de 14 de março de 1977, acordado na Convenção de 1971, que promulga a *Convenção sobre Substâncias Psicotrópicas,* e trata em seu artigo 7º das disposições especiais sobre substâncias incluídas na lista I – (cita-se) THC e todos os seus isômeros. As Partes deverão:

> (a) proibir todo o uso, exceto para fins científicos e para fins médicos muito limitados, por pessoa devidamente autorizada, em estabelecimentos médicos ou científicos que estejam diretamente sob o controle de seus Governos ou hajam sido por eles especificamente aprovados.

É assim instituída a Junta Internacional de Fiscalização de Entorpecentes (JIFE), ou International Narcotics Control Board (INCB), órgão de fiscalização independente para a implementação das Convenções Internacionais das Nações Unidas de Controle de Drogas. Foi estabelecida em 1968, de acordo com a Convenção de Drogas de 1961, com o intuito de que todas as medidas até então concebidas e assinadas pelos países-membros das Convenções tivessem o devido monitoramento e os tratados acordados pudessem ser fiscalizados.

Até os dias atuais é a JIFE que supervisiona a conduta legislativa e regulatória de todos os países signatários desses tratados, e monitora a implementação dos tratados internacionais de controle de drogas e, de acordo com a situação, sugere cooperação técnica e apoio financeiro; coopera com os governos para assegurar que a oferta de drogas esteja disponível para uso médico e científico, e que drogas de fontes lícitas não sejam desviadas para canais ilícitos; monitora e promove medidas adotadas pelos governos para prevenir o extravio de substâncias químicas usadas na produção ilegal de drogas. Ainda, em caso de aparente violação dos tratados, a JIFE cobra explicações e propõe medidas remediadoras aos governos. Essa Junta também pode solicitar o envolvimento da Comissão de Narcóticos e do Conselho Econômico e Social.

De modo consoante com o histórico relatado no Brasil, a Lei Antidrogas publicada em 2006 – Lei nº 11.343, de 23 de agosto de 2006 – institui o Sistema Nacional de Políticas Públicas sobre Drogas, entre outros. Em seu artigo 2º, parágrafo único, do Título I, define:

> Pode a União autorizar o plantio, a cultura e a colheita dos vegetais referidos no *caput* deste artigo, **exclusivamente para fins medicinais ou científicos**, em local e prazo predeterminados, mediante fiscalização, respeitadas as ressalvas supramencionadas (grifo nosso).

Capítulo 16 Regulamentação da *Cannabis* medicinal no Brasil **109**

Com base em todo esse histórico, a Agência Nacional de Vigilância Sanitária (Anvisa) pode estruturar suas normativas que tratam da *Cannabis* medicinal.

Cannabis *medicinal no Brasil e seus desafios normativos*

A missão institucional da Anvisa e seus impactos nos rumos da Saúde no Brasil

A Lei nº 9.782, de 26 de janeiro de 1999, define o Sistema Nacional de Vigilância Sanitária e cria a Anvisa. Apresenta no artigo 6º do seu Capítulo II a sua missão:

> Art. 6º A Agência terá por finalidade institucional promover a proteção da saúde da população, por intermédio do controle sanitário da produção e da comercialização de produtos e serviços submetidos à vigilância sanitária, inclusive dos ambientes, dos processos, dos insumos e das tecnologias a eles relacionados, bem como o controle de portos, aeroportos e de fronteiras.

Assim, a partir desse marco, todos os assuntos sanitários são conduzidos por essa autarquia, que atua sob regime especial, vinculada ao Ministério da Saúde (MS). As regras para implementação e manutenção do controle de produtos e serviços sujeitos à vigilância sanitária devem ser pautadas, discutidas e definidas por sua Diretoria Colegiada, com fórum formado por cinco membros diretores que compõem a alta administração da Instituição e atuam como instância interna de governança, responsável por avaliar, direcionar e monitorar a organização.

A Diretoria Colegiada da Anvisa tem a responsabilidade de avaliar e regulamentar os temas de competência dessa agência. As normas das pautas seguem um rito regulatório ditado pelo Manual de Boas Práticas Regulatórias (Anvisa, 2008).

Anteriormente à criação da Anvisa, é publicada a Portaria nº 344, de 12 de maio de 1998, da Secretaria de Vigilância Sanitária do Ministério da Saúde (SVS/MS). Ela aprova o regulamento técnico sobre substâncias e medicamentos sujeitos a controle especial e apresenta as definições de conceitos relacionados com essas substâncias e medicamentos; as obrigações legais sobre produção, uso, transporte, comércio, prescrição e dispensação, além de listar os medicamentos controlados, de acordo com características comuns àqueles fármacos e revisões periódicas.

Posteriormente à criação da Anvisa, a Lei Antidrogas é pautada, então, na lista de produtos/substâncias controladas definidas na Portaria SVS/MS nº 344/1998, para cumprir todas as suas medidas fiscalizatórias, de monitoramento e controle. À época, a *Cannabis sativa* constava na lista E dessa Portaria, sendo classificada como *planta proscrita*, assim como o THC era elencado na lista de *substâncias proibidas*. Conforme previsto na legislação, as atualizações dessa lista de controle passaram ao encargo da Anvisa.

A Ação Civil Pública movida pelo Ministério Público Federal (Brasil, TRF, 2015) no ano de 2014 foi ajuizada em face da União e da Anvisa. Do resultado dessa ação, foi imposto que a Anvisa retirasse o CBD da lista de proscritos e nova classificação fosse aplicada. Assim, o CBD foi avaliado e reclassificado como *substância entorpecente sujeita à notificação de receita*. A partir dessa modificação, foi possível elaborar regulamentação que possibilitasse o acesso, ainda que restrito, a produtos à base de *Cannabis*. Ocorreu, na mesma época, a manifestação da Procuradoria-Geral da União, nos autos da Ação Direta de Inconstitucionalidade nº 5.708, que, entre outros pontos, apresentou a omissão da Anvisa em regulamentar o uso da *Cannabis* para fins medicinais ou científicos.

Capítulo 16 Regulamentação da *Cannabis* medicinal no Brasil **111**

Essas ações alcançaram esse vulto e relevância nacional em virtude dos muitos casos relatados por pessoas que sofriam com doenças graves, consideradas degenerativas e incapacitantes, cujos sintomas, em muitas situações, poderiam ser aliviados com o uso desses produtos.

À época, o judiciário brasileiro ficou sobrecarregado com petições que garantiriam aos pacientes esses medicamentos fabricados fora do país, já que em território nacional havia a falta de produtos à base de canabinoides medicinais registrados ou avaliados pela Anvisa. As associações de pacientes, pesquisadores e profissionais da Saúde tiveram papel fundamental no desenvolvimento e desenlace do assunto em todas as frentes. Comissões parlamentares e civis formaram-se, instigadas por esses representantes que clamavam por um novo cenário. Pleiteavam o direito à nova alternativa terapêutica. Documentários como "Ilegal – A vida não espera" (filme com direção dos brasileiros Tarso Araújo e Raphael Erichsen, lançado em 09/10/2014) mostram a saga de famílias que, legitimamente, buscaram os produtos à base de canabinoides medicinais para tratamento de seus filhos. Desfechos impactantes que sensibilizaram dirigentes e gestores da saúde no Brasil, a partir de reflexões mais aprofundadas sobre seus posicionamentos frente à nova realidade. Registros de tratamentos realizados por centenas de profissionais, amparados em descobertas de pesquisadores ao redor do mundo, dedicados às investigações sobre o uso farmacológico da *Cannabis,* ampliam a compreensão sobre a aplicação dessas substâncias para o cuidado de pacientes com patologias refratárias a outros fármacos. Fatos reais que provam não se tratar de "achismo", mas sim de um promissor caminho terapêutico a ser estudado e avaliado.

A Resolução da Diretoria Colegiada (RDC) da Anvisa nº 17, de 6 de maio de 2015, estabelece os critérios para importação de produtos à base de *Cannabis* medicinal, o que possibilita o acesso desse medicamento a uma quantidade expressiva de formulações para as mais variadas patologias, motivada pelo conjunto de ações judiciais, por discussões no Congresso, aumento significativo de dados comprobatórios da efetividade dessa planta, assim como pela relevância dos movimentos midiáticos. A normativa estabelece a consolidação de procedimentos que incorporavam requisitos de controle, derivados da adesão do Brasil às convenções anteriormente mencionadas, que pudessem assegurar o uso individual dessas preparações estrangeiras.

A autorização para a importação de produtos contendo canabinoides medicinais foi a primeira iniciativa da Anvisa para atender de maneira cautelosa à crescente demanda desse novo modelo de tratamento.

O processo de importação exigia informações mais detalhadas, que, ao longo do tempo, após avaliação, foram descartadas, já que, longe de monitorar efetivamente o produto e proporcionar garantia acerca de sua qualidade e segurança, tornava todo o processo excessivamente burocrático e moroso. Nome do produto, informações do paciente, descrição e nomenclatura da Classificação Internacional de Doenças e Problemas Relacionados com a Saúde (CID) e dados do médico prescritor eram algumas das informações solicitadas. Além disso, era necessário o cadastramento de ambos em sistema de peticionamento eletrônico da Agência, o que muitas vezes impactava na agilidade do processo.

No caso dos produtos importados, a responsabilidade da Anvisa era apenas garantir algum controle sobre as importações, mas, na prática, verificou-se a inviabilidade da vigilância sanitária desses produtos, já que não havia ferramentas para essa fiscalização. A responsabilidade de fato pela utilização desses produtos é exclusivamente do médico prescritor, com a ciência sobre todos os riscos assinados por seu paciente ou responsável em Termo de Consentimento Livre e Esclarecido.

No Brasil, os pais de Anny Fischer foram os primeiros a obter o direito de importar medicamento à base de *Cannabis* por meio de processo judicial (nº 24632-22.2014.4.01.3400, da 3ª Vara da Seção Judiciária do Distrito Federal) contra a Anvisa, em abril de 2014.

A publicação dessa decisão judicial instou um posicionamento mais apropriado dessa Agência, uma vez que as áreas técnica e colegiada entenderam que, ainda que permitida a via de importação individual, esse ato não traduzia a missão institucional da Anvisa, que é aplicar a vigilância sanitária nos produtos que serão consumidos pelos cidadãos brasileiros.

Ainda em 2017, seguindo as diretrizes da RDC nº 26/2014, que regulamenta medicamentos específicos, foi publicado o registro do primeiro medicamento com o princípio ativo do CBD associado ao THC no Brasil – produto Mevatyl®. Também nesse mesmo ano foi publicada, pelo Diário Oficial da União nº 11, de 16/1/2017, por meio da Resolução nº 101, de 13/1/2017, a disponibilização do medicamento para o tratamento dos sintomas de pacientes adultos com espasmos moderados a graves, causados pela EM; porém esse medicamento não atendeu de modo efetivo às demandas elencadas pelas classes médicas e pelos próprios pacientes. O direito ao acesso à nova alternativa terapêutica foi, mais uma vez, a tônica de profunda discussão em várias instâncias na Anvisa e no Congresso. Ainda havia muitas pesquisas e processos a ser realizados para que fosse criado um caminho legalizado para o acesso a esses produtos.

As bases históricas e o lastro legal brasileiro como fundamento das normativas atuais

O cenário proporcionado pela publicação da regra de importação criou expectativas superdimensionadas e, na verdade, muita fragilidade para médicos e pacientes a respeito dos produtos à base de *Cannabis*. Houve a necessidade de a Agência partir em diligências para implementar uma regra sanitária que estipulasse para o setor produtivo – leia-se: fabricantes e importadores de produtos – de maneira concisa e coerente, critérios sanitários que garantissem o acesso a formulações com qualidade garantida, seguras e eficazes.

Em 2018, quando Alessandra Bastos Soares ocupava a cadeira de Diretora de Medicamentos e Produtos Biológicos e Alimentos da Anvisa, uma das atribuições era a gestão das áreas responsáveis pelos estudos necessários sobre o tema, possibilitando, assim, a construção de uma proposta de normativa para regulamentar o assunto. Dr. William Dib, médico cardiologista e então Diretor-Presidente da Instituição, certo de seu direito e responsabilidade, avocou para si a relatoria do processo devido à sensibilidade e à criticidade da causa; com minha anuência e apoio, decidiu levar à pauta da Diretoria Colegiada da Anvisa o tema 1.12 – "Controle e fiscalização nacionais de substâncias sob controle especial e plantas que podem originá-las". Todo o arcabouço legal e normativo, assim como Tratados, Convenções Nacionais e Internacionais, como os citados neste capítulo, necessitou ser profundamente avaliado para que as minutas de RDC fossem apresentadas nas Consultas Públicas nº 654/2019 (que tratou do registro de produtos contendo *Cannabis)* e nº 655/2019 (referente ao plantio da planta para fins industriais). Ambas as propostas de regulamentação focavam o tema transversal previsto na agenda regulatória para o quadriênio 2017-2020. Foram envolvidos órgãos fiscalizadores, entidades de saúde, Universidades, Ministérios relacionados com o tema, bem como outras legislações de países sanitariamente organizados, por meio de consultas direcionadas a autoridades sanitárias internacionais, e ainda, audiências sobre o tema junto às forças policiais foram igualmente realizadas, a fim de

Capítulo 16 Regulamentação da *Cannabis* medicinal no Brasil **115**

consolidar-se compreensão ampla dos impactos da regulação da *Cannabis* medicinal.

Dois pontos foram alvo para a discussão e posterior deliberação: (a) plantio para fins industriais e (b) registro ou notificação de produtos à base de *Cannabis*.

O Voto nº 26/DIRE1/ANVISA/2019/SEI/DIRE1/ANVISA apresenta a proposta da RDC, *que dispõe sobre procedimento para registro e monitoramento de medicamentos à base de* Cannabis spp.*, seus derivados e análogos sintéticos,* e o Voto nº 25/DIRE1/ANVISA/2019/SEI/DIRE1/ANVISA, que *dispõe sobre os requisitos técnicos e administrativos para o cultivo da planta* Cannabis spp. *exclusivamente para fins medicinais ou científicos, e dá outras providências,* foram relatados na Reunião de Diretoria Colegiada do dia 23 de outubro de 2019. Vários parlamentares – a favor ou contra a regulamentação –, presentes na plenária, assim como representantes de associações de pacientes, pessoas físicas com seus relatos de família e apoiadores da discussão sobre a regra, tiveram a oportunidade de se manifestar publicamente na referida sessão. A decisão acerca dos regulamentos propostos, no entanto, não ocorreu nessa data, já que, para ambas as propostas de normas, foram concedidos pedidos de vista ao processo. Esses documentos são públicos e enriquecem o entendimento do percurso normativo das regras sanitárias que tratam a *Cannabis* no Brasil.

Plantio de Cannabis *para fins medicinais: a proposta apresentada e seus motivos de arquivamento*

No retorno de vista desse processo, o diretor Antônio Barra Torres apresentou no Voto nº 039/2019/SEI/DIRE5/ANVISA seus motivos e todo o embasamento legal para que tal processo fosse arquivado. Diante de sua argumentação fundamentada em vários dispositivos de leis brasileiras, os outros diretores integrantes da Diretoria Colegiada, na reunião ocorrida em 3 de dezembro de 2019, decidiram deliberar e acompanhar seu entendimento. A decisão foi justificada como:

> Processo com vícios de forma em inobservância à fiel norma processualística. Discussão insuficiente do mérito. Exorbitação de competências da Anvisa ao propor regulação de atividade econômica inexistente no país e proscrita pela lei.

Ou seja: foi apontada fragilidade processual e, na concepção da Anvisa, as leis e normativas vigentes que balizam o complexo contexto do cultivo da *Cannabis* spp. no Brasil necessitam ser discutidas e deliberadas por outros órgãos, inclusive para garantir a manutenção do objetivo da norma.

Registro ou notificação de produtos à base de Cannabis *versus autorização sanitária: uma nova via regulatória para atender ao mercado brasileiro*

O retorno de vista do processo regulatório que trata das regras sanitárias para a anuência desses produtos retornou à pauta em 3 de dezembro de 2019, pelo então diretor Fernando Mendes. Diferentes ajustes apontados pelas áreas técnicas da Agência foram internalizados na proposta inicial, para a apresentação dessa nova modalidade de enquadramento de via regulatória. Na leitura do Voto nº 92/2019/QUARTA DIRETORIA/ANVISA/2019/SEI/DIRE4/ANVISA, ficaram definidas as diretrizes dessa alternativa regulatória.[29]

Novos mecanismos normativos foram necessários para que fosse possível regulamentar os produtos à base de *Cannabis* no Brasil. De forma bastante criteriosa, essa modalidade foi formatada de maneira que não confrontasse com a **definição base para registro de produtos**, posta em Lei fundamental que embasa todas as resoluções publicadas pela Anvisa. Cito, a Lei nº 6.360/1976, Título III – Do Registro de Drogas, Medicamentos e Insumos Farmacêuticos, que define:

> Art. 16. O registro de drogas, medicamentos, insumos farma-
> cêuticos e correlatos, dadas as suas características sanitárias,
> medicamentosas ou profiláticas, curativas, paliativas, ou mes-
> mo para fins de diagnóstico, fica sujeito, além do atendimento
> das exigências próprias, aos seguintes requisitos específicos: ...
> **item II – que o produto, através de comprovação científica
> e de análise, seja reconhecido como seguro e eficaz para o
> uso a que se propõe**, e possua a identidade, atividade, quali-
> dade, pureza e inocuidade necessárias (grifo nosso).

O cenário mundial foi estudado para a elaboração da nova norma. Os modelos de regulamento sanitário implementados por autoridades de saúde em outros países, eram – e ainda são – bastante distintos para regular esse mercado. Em uma revisão sistemática e *benchmarking* com outras autoridades sanitárias, não foram verificadas as mesmas exigências feitas pela Anvisa para que os produtos pudessem ter seus registros anuídos, conforme os ditames da Lei nº 6.360/1976; isto é, os dados de controle sanitário dos produtos em circulação no mundo não atenderiam às exigências para que a Anvisa registrasse esses produtos como "medicamentos" (Tabela 16.1).

Criar enquadramento para os produtos à base de *Cannabis* demandou um meticuloso estudo até que a norma pudesse ser apresentada. Foi necessário reavaliar as resoluções vigentes para o registro de medicamentos, tornando assim possível um arranjo que possibilitasse a criação dessa nova via regulatória. A RDC nº 327, de 9 de dezembro de 2019, que "dispõe sobre os procedimentos para a concessão da Autorização

118 Canabidiol: Compêndio Clínico-Farmacológico e Terapêutico

Tabela 16.1 Demonstrativo do cenário regulatório internacional e os referidos enquadramentos estudados para a construção da Resolução da Diretoria Colegiada nº 327/2019.

País	Enquadramento	Referência	Ano
Austrália	*Medicinal Cannabis Products*	*Therapeutic Goods (Standard for Medicinal Cannabis) (TGO 93) Order 2017 – Specifies Minimum Quality Requirements*	2017
Portugal	Medicamentos, Preparações e Substâncias à Base da Planta *Cannabis* spp.	Lei nº 33/2018 – Utilização para fins medicinais, nomeadamente a sua prescrição e a sua dispensa em farmácia, tendo o Decreto-Lei nº 8/2019 procedido à sua regulamentação	2018
Alemanha	*Cannabis-Based Medicinal Product*	Melhora o acesso à *cannabis* medicinal para pacientes com doenças graves, quando terapias alternativas não estão disponíveis ou não parecem ser adequadas na opinião do médico, que é responsável pelo tratamento do paciente	2017
Suíça	*CBD Containing Products*	Não tem norma específica. Segue regras para cada classe, englobando medicamentos, cosméticos, cigarros, alimentos	2017
Canadá	*Cannabis Products*	Autoriza empresas e distribuição direta ao consumidor	2018

Fonte: elaborada pelas autoras.

Sanitária para a fabricação e a importação, bem como estabelece requisitos para a comercialização, a prescrição, a dispensação, o monitoramento e a fiscalização de produtos de *Cannabis* para fins medicinais, e dá outras providências", foi então apresentada em reunião de Diretoria Colegiada para aprovação.

A regra trata esses produtos de forma bastante específica. Os critérios fabris, sua distribuição, o controle dos modelos de comércio e plano de monitoramento no mercado estão previstos em seus dispositivos. Ademais, discorre sobre o âmbito da prescrição médica, da finalidade terapêutica e as responsabilidades na relação médico/paciente, conforme instruído no Termo de Consentimento Livre e Esclarecido.

Desde março de 2020, o Brasil dispõe de três vias de acesso aos produtos à base de *Cannabis*: importação individual, registro de medicamento e autorização sanitária.

As atuais vias de acesso aos produtos à base de canabinoides medicinais

Importação individual: primeira via

A importação de produtos contendo canabinoides medicinais é um direito garantido, desde que se cumpram as exigências impostas pela regra. Sua última atualização ocorreu no ano de 2022, no intuito de atender às tendências recentes de produtos e tratamentos apontados por profissionais da Saúde adeptos à nova possibilidade terapêutica: a RDC nº 660, de 30 de março de 2022, que define em seus artigos "os critérios e os procedimentos para a importação de produto derivado de *Cannabis*, por pessoa física, para uso próprio, mediante prescrição de **profissional legalmente habilitado**, para tratamento de saúde" (grifo nosso).

É correto afirmar que o processo de importação está mais ágil, quando comparado ao rito definido na RDC nº 17/2015, e garante aos prescritores o direito de eleger no mercado mundial qual produto deve ser utilizado por seu paciente – independentemente da formulação, da forma farmacêutica e do modo de administração –; no entanto, toda a responsabilidade pela efetividade do tratamento e o risco sanitário que oferece o produto importado são inteiramente atribuídos ao profissional prescritor, conforme citado no Capítulo IV, artigo 18, da RDC nº 660/2022:

> A prescrição realizada pelo profissional e a solicitação de autorização pelo paciente ou seu responsável legal representam a ciência e o aceite por ambos da ausência de comprovação da qualidade, da segurança e da eficácia dos produtos importados, bem como pelos eventos adversos que podem ocorrer, sendo o profissional prescritor e o paciente ou seu responsável legal totalmente responsáveis pelo uso do produto.

Nessa normativa, nenhum aspecto é criticado no produto estabelecido pelo prescritor. A Anvisa não avalia nenhum critério sanitário, daí ser o crivo do médico a única decisiva para eleição do produto utilizado. Isso impacta diretamente na relação médico-empresa fabricante internacional, já que, nesse caso, os dados comprobatórios de qualidade e segurança da formulação devem ser apresentados ao prescritor, e este, capacitado para avaliar as informações obtidas.

Registro de medicamentos: segunda via

A Lei nº 6.360, de 23 de setembro de 1976, prevê as bases do que define a inscrição de medicamentos. Para tal, o dossiê de registro de produto deve ser elaborado conforme preconizado em normativas específicas, podendo ser enquadrado como "medicamento específico" ou ainda como um "medicamento

Capítulo 16 Regulamentação da *Cannabis* medicinal no Brasil **121**

fitoterápico", conforme explicado adiante. Os dados compilados para avaliação da Anvisa devem, de modo contundente, comprovar qualidade no processo fabril, segurança na utilização do produto na concentração e posologia indicadas e eficácia para o tratamento-alvo com desfecho conclusivo e exitoso confirmado por estudo clínico, independentemente da RDC que irá contemplar o rito do registro. As características da origem do insumo ativo servirão para enquadrá-lo adequadamente, segundo as resoluções específicas. São elas:

- RDC nº 24, de 14 de junho de 2011. Define em sua Seção II, artigo 3º, § 1º, **medicamentos específicos**:

  § 1º São considerados medicamentos específicos os produtos farmacêuticos, tecnicamente obtidos ou elaborados, com finalidade profilática, curativa ou paliativa não enquadrados nas categorias de medicamento novo, genérico, similar, biológico, fitoterápico ou notificado e cuja (s) substância (s) ativa (s), independente da natureza ou origem, não é passível de ensaio de bioequivalência, frente a um produto comparador.

- RDC nº 26, de 13 de maio de 2014. Define na Seção II, artigo 2º, § 1º, **medicamentos fitoterápicos**:

  § 1º São considerados medicamentos fitoterápicos os obtidos com emprego exclusivo de matérias-primas ativas vegetais cuja **segurança e eficácia sejam baseadas em evidências clínicas** e que sejam caracterizados pela constância de sua qualidade (grifo nosso).

A via de registro de medicamentos indica que a qualidade, a segurança e a eficácia do produto foram chanceladas pela avaliação técnica da Agência. Ademais, é a regra que garante ao fabricante a defesa de sua finalidade terapêutica (*claim*), sua marca e seu posicionamento no mercado.

Autorização sanitária para produtos à base de Cannabis: terceira via

A avaliação de um produto que tem autorização sanitária prevê comprovação de sua qualidade no processo fabril e segurança na sua utilização; no entanto, sua eficácia para *qualquer indicação* ainda não fora comprovada por estudo clínico, daí a impossibilidade de a empresa utilizar qualquer tipo de *claim* na apresentação de seu produto.

A RDC nº 327, de 9 de dezembro de 2019, esclarece na Seção II, artigo 2º, sua abrangência:

> Art. 2º O procedimento estabelecido no disposto nesta Resolução se aplica a fabricação, importação, comercialização, monitoramento, fiscalização prescrição e dispensação de produtos industrializados contendo como ativos derivados vegetais ou fitofármacos da *Cannabis sativa*, aqui denominados como produtos de *Cannabis*.

Essa Resolução estabelece uma **alternativa regulatória temporária** para que os produtos à base de CBD e THC sejam disponibilizados no mercado brasileiro obedecendo a um critério mínimo de qualidade e segurança. Essa regra oportuniza, ainda, que as empresas desenvolvam estudos clínicos com as suas formulações realizadas. É uma rica oportunidade de avanço nas pesquisas da medicina canábica no Brasil.

O objetivo dessa norma deve ser corretamente interpretado. A resolução deve servir às empresas fabricantes de produtos à base de *Cannabis* como um guia a ser seguido rumo ao registro do produto, com todas as provas exigidas de qualidade, segurança e eficácia; isto é, estudo clínico para embasar a indicação pleiteada. A inobservância dos critérios estabelecidos, de fato, inviabiliza a exportação de seus produtos para o mercado brasileiro por essa via; no entanto, essa

Capítulo 16 Regulamentação da *Cannabis* medicinal no Brasil **123**

tem sido uma alternativa utilizada pela Anvisa para barrar o incremento de produtos que ofereçam algum tipo de risco sanitário no mercado brasileiro.

Vale ressaltar ainda que as quantidades de CBD e THC são limitadas nas formulações anuídas e ainda determinam certas condutas relacionadas com a rotulagem do produto e o tipo do receituário que devem ser utilizados pelo prescritor.

Registro de produto *versus* autorização sanitária: guia prático comparativo

As diferenças entre os enquadramentos normativos são descritas na Tabela 16.2. Cada uma delas tem seu impacto nos âmbitos fabril, da pesquisa e na prática médica.

Os produtos com autorização sanitária têm limitações quanto à associação de outros canabinoides medicinais, uma vez que somente o CBD e o THC estão previstos como insumos ativos permitidos. Existem barreiras regulatórias nessa via de avaliação para a elaboração de novas formulações, o que já tem sido questionado por alguns fabricantes, diante dos avanços das descobertas de outros canabinoides e terpenos. A RDC nº 327/2019, em seu Capítulo II, artigo 4º, esclarece que:

> Os produtos de *Cannabis* contendo como ativos exclusivamente derivados vegetais ou fitofármacos da *Cannabis sativa* devem possuir **predominantemente**, canabidiol (CBD) e não mais que 0,2% de tetra-hidrocanabinol (THC) (grifo nosso).

124 Canabidiol: Compêndio Clínico-Farmacológico e Terapêutico

Tabela 16.2 Critérios regulatórios que diferenciam medicamentos (registro de produto) de produtos à base de *Cannabis* (autorização sanitária).

Medicamentos (fitoterápico ou específico)	Produtos à base de Cannabis (fitoterápico ou fitofármaco)
Sujeitos a registro	Sujeitos à autorização sanitária
Validade do registro: 10 anos	Validade da autorização sanitária: 5 anos
Podem ser renovados	Não podem ser renovados e deverão ser regularizados como medicamentos
Podem ter nome comercial	Não podem ter nome comercial
Têm indicação terapêutica comprovada	Não têm indicação terapêutica comprovada
Sua prescrição segue a indicação aprovada no registro	Só podem ser prescritos quando outras opções terapêuticas estiverem esgotadas
Via de administração de acordo com os dados de segurança e eficácia	Administrados apenas por via oral ou nasal em formas de liberação imediata

Fonte: elaborada pelas autoras.

E ainda,

> Parágrafo único. Os produtos de *Cannabis* poderão conter teor de THC acima de 0,2%, desde que sejam destinados a cuidados paliativos exclusivamente para pacientes sem alternativas terapêuticas e em situações clínicas irreversíveis ou terminais.

É da ciência dos estudiosos o registro de mais de 296 canabinoides com propriedades farmacológicas, além de terpenos, terpenoides, flavonoides, entre outros; porém, é necessária a ampliação das pesquisas que elucidarão as possibilidades reais de sua aplicação. A prática médica, os conhecimentos sobre essas substâncias medicinais e novas linhas de pesquisas avançam, e são inegáveis as possibilidades terapêuticas que os outros canabinoides identificados – isolados ou associados

Capítulo 16 Regulamentação da *Cannabis* medicinal no Brasil **125**

– apresentam, além dos citados na norma. Há de se advertir, no entanto, que o estudo dos seus efeitos adversos e das interações medicamentosas e alimentares também precisa avançar. Existem ainda investigações impactantes sobre o sistema endocanabinoide, o que só amplia a responsabilidade de compreensão dessa grande novidade farmacológica para o tratamento de variadas patologias.

Diante disso, é evidente que a via de registro de medicamento é o que possibilitará a utilização de produtos inovadores, desde que demonstrados seus efeitos terapêuticos em ambientes pré-clínicos e clínicos.

Para melhor compreensão das diferentes possibilidades regulatórias, observamos nas definições dispostas na legislação pertinente que:

- Fitoterápico: é o produto obtido de matéria-prima ativa vegetal, **exceto de substâncias isoladas**, com finalidade profilática, curativa ou paliativa, incluindo medicamento fitoterápico e produto tradicional fitoterápico, podendo ser simples, quando o ativo é proveniente de uma única espécie vegetal medicinal, ou composto, quando o ativo é proveniente de mais de uma espécie vegetal (grifo nosso)
- Fitofármaco: **substância purificada e isolada** a partir de matéria-prima vegetal com estrutura química definida e atividade farmacológica. É utilizada como ativo em medicamentos com propriedade profilática, paliativa ou curativa. Não é considerado fitofármaco composto isolado que sofra qualquer etapa de semissíntese ou modificação de sua estrutura química (grifo nosso).

Essas duas classificações de produtos devem ser aplicadas na estruturação e elaboração do dossiê de registro ou de autorização de produto à base de *Cannabis*. Essas denominações diferem do conceito de *full/broad spectrum*, que não é acatado pela Anvisa, mas é referência no entendimento do guia da European Medicines Agency (EMA) intitulado *"EMA. Reflection paper on the level of purification of extracts to be considered as herbal preparations"* (2010).

Considerações finais

Desde 2014, a Anvisa tem se empenhado para regulamentar esse tema tão sensível de modo coerente e responsável, respeitando o histórico da *Cannabis* medicinal e as leis brasileiras que balizam e estruturam as normas de regimento dessa Agência.

Sobre essa temática, quando comparamos as normativas brasileiras com as demais regras sanitárias publicadas por outras autoridades de saúde de mesma importância, percebemos que as exigências preconizadas em nosso cardápio regulatório elevaram o Brasil a um patamar diferenciado. Atualmente o Brasil é pioneiro nas pesquisas que envolvem a *Cannabis sativa* spp. Isso impulsiona nossas universidades, centros acadêmicos de estudo, empresas privadas fomentadoras de ciência e uma gama de fornecedores e prestadores de serviços a atender às mais diversas demandas desse mercado.

O controle da qualidade dos dados, dos resultados obtidos e, principalmente, da qualidade dos produtos que são ofertados aos consumidores brasileiros é de muita responsabilidade. Esta, porém, deve ser compartilhada entre a autarquia reguladora – a Anvisa –, as universidades públicas e privadas – formadoras de novos profissionais da Saúde e de centros de atualização de conhecimentos –, todo o complexo de vigilância sanitária no Brasil – braços fortes da Agência –, o Congresso Nacional e outros órgãos governamentais brasileiros – responsáveis por oferecer as condições adequadas para a condução de discussões e decisões fundamentais para os avanços necessários em um ambiente de segurança jurídica

Capítulo 16 Regulamentação da *Cannabis* medicinal no Brasil **127**

– e o setor produtivo desses produtos – que tem a missão de comprometer-se com os avanços da ciência na garantia da qualidade daquilo que produzem e entregam. Ainda, entidades de amparo aos pacientes e às suas famílias e todos aqueles que são comprometidos nessa discussão devem ter como objetivo maior a **dignidade** daqueles que dependem desses produtos e tratamentos.

A educação para o estabelecimento desse "comportamento" deve ser prioritária para que o avanço da medicina canábica não se contamine, nem se desvirtue. O legado de todos os que dedicaram suas vidas e esforços para chegarmos até aqui deve ser a inspiração de todos os envolvidos. Não há fatos "fantasiosos" que se sustentem por tanto tempo. Não há "magia" alguma capaz de proporcionar alívio à dor. Há, sim, uma espécie vegetal fantástica, com potencial curativo que, se devidamente estudada, processada e aplicada, pode ser capaz de mudar muitas vidas, quiçá, o rumo do mundo.

17

Mauro Geller e Flavio Steinwurz

Conclusões

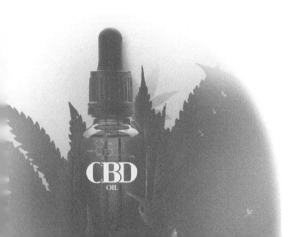

Este compêndio busca reunir de maneira sucinta as características do CBD, suas propriedades fisiológicas e terapêuticas e seu potencial de uso na medicina humana. Embora exista uma extensa bibliografia a respeito do CBD, dos canabinoides e do sistema endocanabinoide, muitos aspectos desses temas complexos ainda não foram completamente elucidados. Pesquisas pré-clínicas e clínicas estão ajudando a elucidar o mecanismo de ação do CBD e seu papel protetivo e terapêutico em uma ampla variedade de alterações. Conforme os estudos clínicos vêm sendo realizados, o CBD tem cada vez mais o seu papel como uma importante alternativa terapêutica corroborado, confirmando-se como opção de tratamento ou coadjuvante para diversas condições e oferecendo melhora na qualidade de vida e esperança para os pacientes.

18

Bibliografia

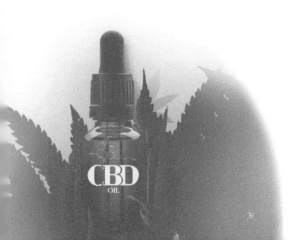

Abrams DI. Should oncologists recommend cannabis? Curr Treat Options Oncol. 2019;20(7):59.

Abush H, Akirav I. Cannabinoids ameliorate impairments induced by chronic stress to synaptic plasticity and short-term memory. Neuropsychopharmacology. 2013;38(8):1521-34.

Agência Nacional de Vigilância Sanitária. Boas práticas regulatórias: guia para o Programa de Melhoria do Processo de Regulamentação da Anvisa [Internet]. Brasília, DF: Anvisa; 2008.

Agência Nacional de Vigilância Sanitária. Diretoria Colegiada. Reunião ordinária pública: ROP 23/2019: ata da reunião [Internet]. Brasília, DF: Anvisa; 2019. Acesso em: 14/11/2022.

Agência Nacional de Vigilância Sanitária. Resolução da Diretoria Colegiada – RDC nº 17, de 6 de maio de 2015. Define os critérios e os procedimentos para a importação, em caráter de excepcionalidade, de produto à base de Canabidiol em associação com outros canabinoides, por pessoa física, para uso próprio, mediante prescrição de profissional legalmente habilitado, para tratamento de saúde [Internet]. Brasília, DF: Anvisa; 2015.

Agência Nacional de Vigilância Sanitária. Resolução da Diretoria Colegiada – RDC nº 327, de 9 de dezembro de 2019. Dispõe sobre os procedimentos para a concessão da Autorização Sanitária para a fabricação e a importação, bem como estabelece requisitos para a comercialização, prescrição, a dispensação, o monitoramento e a fiscalização de produtos de Cannabis para fins medicinais, e dá outras providências. Diário Oficial da União [Internet]. 2019.

Agência Nacional de Vigilância Sanitária. Resolução da Diretoria Colegiada – RDC nº 24, de 14 de junho de 2011. Dispõe sobre o registro de medicamentos específicos [Internet]. Brasília, DF: Anvisa; 2011.

Agência Nacional de Vigilância Sanitária. Resolução da Diretoria Colegiada – RDC nº 26, de 13 de maio de 2014. Dispõe sobre o registro de medicamentos fitoterápicos e o registro e a notificação de produtos tradicionais fitoterápicos [Internet]. Brasília, DF: Anvisa; 2014.

Agência Nacional de Vigilância Sanitária. Resolução RDC nº 660, de 30 de março de 2022. Define os critérios e os procedimentos para a importação de Produto derivado de Cannabis, por pessoa física, para uso próprio, mediante prescrição de profissional legalmente habilitado, para tratamento de saúde. Diário Oficial da União [Internet]. 2022.

Agência Nacional de Vigilância Sanitária. Resolução nº 101, de 13 de janeiro de 2017. Diário Oficial da União [Internet]. Acesso em: 14/11/2022.

Agência Nacional de Vigilância Sanitária. Tema 1.12 Controle e fiscalização nacionais de substâncias sob controle especial e plantas que podem originá-las. 2020.

Agência Nacional de Vigilância Sanitária. Tema 1.14 Regularização do cultivo de plantas controladas. 2020. In: Acompanhamento dos temas: temas transversais [Internet]. Brasília, DF: Anvisa; 2020. Acesso em: 14/11/2022.

Agência Nacional de Vigilância Sanitária. Voto nº 039/2019/2019/SEI/DIRE5/ANVISA. Retorno de vista de Proposta de Resolução de Diretoria Colegiada – RDC que dispõe sobre os requisitos técnicos e administrativos para o cultivo da planta Cannabis spp. exclusivamente para fins medicinais ou científicos, e dá outras providências [Internet]. Brasília, DF: Anvisa; 2019.

Agência Nacional de Vigilância Sanitária. Voto nº 92/2019/Quarta Diretoria/ANVISA/2019/SEI/DIRE4/ANVISA [Internet]. Retorno de vista relativamente à proposta de RDC que dispõe sobre procedimento para registro e monitoramento de medicamentos à base de Cannabis spp., seus derivados e análogos sintéticos. Brasília, DF: Anvisa; 2019.

Allen Jr. LV, Popovich NG. Formas farmacêuticas e liberação de fármacos. 9. ed. Porto Alegre: Artmed; 2013. p. 180.

Allen TM, Cullis PR. Drug delivery systems: entering the mainstream. Science. 2004;303(5665):1818-22.

Allen TM, Cullis PR. Liposomal drug delivery systems: from concept to clinical applications. Adv Drug Deliv Rev. 2013; 65(1):36-48.

Amaducci S, Scordia D, Liu FH et al. Key cultivation techniques for hemp in Europe and China. Ind Crops Products. 2015;68:2-16.

Amidon GL, Lennernäs H, Shah VP et al. A theorical basis for a bipharmaceutic drug classification: the correlation of in vitro drug product dissolution and invivo bioavailability. Pharm Res. 1995;12(3):413-20.

Andre CM, Hausman JF, Guerriero G. Cannabis sativa: the plant of the thousand and one molecules. Front Plant Sci. 2016;7:19.

Appendino G, Chianese G, Taglialatela-Scafati O. Cannabinoids: occurrence and medicinal chemistry. Curr Med Chem. 2011;18(7):1085-99.

Atsmon J, Cherniakov I, Izgelov D et al. PTL401, a new formulation based on pro-nano dispersion technology, improves oral cannabinoids bioavailability in healthy volunteers. J Pharm Sci. 2017;107(5):1423-29.

Atsmon J, Heffetz D, Deutsch L et al. Single-dose pharmacokinetics of oral cannabidiol following administration of PTL101: a new formulation based on gelatin matrix pellets technology. Clin Pharmacol Drug Dev. 2018;7(7):751-58.

Aulton ME. Delineamento de formas farmacêuticas. 2. ed. Porto Alegre: Artmed; 2005. p. 19.

Aviello G, Romano B, Borrelli F et al. Chemopreventive effect of the non-psychotropic phytocannabinoid cannabidiol on experimental colon cancer. J Mol Med. 2012;90(8):925-34.

Aviram J, Samuelly-Leichtag G. Efficacy of cannabis-based medicines for pain management: a systematic review and meta-analysis of randomized controlled trials. Pain Physician. 2017;20(6):E755-96.

Baron EP. Comprehensive review of medicinal marijuana, cannabinoids, and therapeutic implications in medicine and headache: what a long strange trip it's been. Headache. 2015; 55(6):885-916.

Bennett C. Early/ancient history. In: Holland J (ed.). The Pot Book: a Complete Guide to Cannabis. Rochester, Vermont: Park Street Press; 2010.

Bennett C. Early/ancient history. In: Holland J (ed.). The Pot Book: a Complete Guide to Cannabis. Rochester, Vermont: Park Street Press; 2010 apud Geller M, Oliveira L. Canabidiol: compêndio clínico-farmacológico e terapêutico. Rio de Janeiro: Guanabara Koogan; 2020.

Ben-Shabat S, Fride E, Sheskin T et al. An entourage effect: inactive endogenous fatty acid glycerol esters enhance 2-arachidonoylglycerol cannabinoid activity. Eur J Pharmacol. 1998;353(1):23-31.

Berasain C, Perugorria MJ, Latasa MU et al. The epidermal growth factor receptor: a link between inflammation and liver cancer. Exp Biol Med (Maywood). 2009;234(7):713-25.

Bergamaschi MM, Queiroz RH, Zuardi AW et al. Safety and side effects of cannabidiol, a Cannabis sativa constituent. Curr Drug Saf. 2011b;6(4):237-49.

Bergamaschi MM, Queiroz RHC, Chagas MHN et al. Cannabidiol reduces the anxiety induced by simulated public speaking in treatment-naïve social phobia patients. Neuropsychopharmacology. 2011a;36(6):1219-26.

Bie B, Wu J, Foss JF et al. An overview of the cannabinoid type 2 (CB2) receptor system and its therapeutic potential. Curr Opin Anesthesiol. 2018;31(4):407-14.

Bisogno T, Hanus L, De Petrocellis L et al. Molecular targets for cannabidiol and its synthetic analogues: effect on vaniloid VR1 receptors and on the cellular uptake and enzymatic hydrolysis of anandamide. Br J Pharmacol. 2001; 134(4):845-52.

Bitencourt RM, Takahashi RN. Cannabidiol as a therapeutic alternative for post-traumatic stress disorder: from bench research to confirmation in human trials. Front Neurosci. 2018;12:502.

Blount BC, Karwowski MP, Morel-Espinosa M et al. Evaluation of bronchoalveolar lavage fluid from patients in an outbreak of e-cigarette, or vaping, product use-associated lung injury – 10 states, august-october 2019. MMWR Morb Mortal Wkly Rep. 2019;68(45):1040-41.

Bonaccorso S, Ricciardi A, Zangani C et al. Cannabidiol (CBD) in psychiatric disorders: a systematic review. Neurotoxicology. 2019;74:282-98.

Borrelli F, Aviello G, Romano B et al. Cannabidiol, a safe and non-psychotropic ingredient of the marijuana plant Cannabis sativa, is protective in a murine model of colitis. J Mol Med. 2009;87(11):1111-21.

Brandão MD. Ciclos de atenção à maconha no Brasil. Rev Biol. 2014;13(1):1-10.

Brasil. Anvisa, Consultas. Canabidiol Verdemed 50 mg/mℓ. 2020b. Disponível em: https://consultas.anvisa.gov.br/#/cannabis/25351568775202161/?substancia=25722. Acesso em: 5 jun. 2023.

Brasil. Anvisa, Perguntas e respostas: produtos à base de cannabis. Autorização Sanitária de Produtos de Cannabis. Brasil. 2020. 55p.

Brasil. Anvisa, Vocabulário controlado de formas farmacêuticas, vias de administração e embalagens de medicamentos. Agência Nacional de Vigilância Sanitária. Brasília: Anvisa, 2011. 56p.

Brasil. RDC Anvisa nº 327, de 9 de dezembro de 2019, que dispõe sobre os procedimentos para a concessão da Autorização Sanitária para a fabricação e a importação, bem como estabelece requisitos para a comercialização, prescrição, a dispensação, o monitoramento e a fiscalização de produtos de Cannabis para fins medicinais, e dá outras providências. 26p.

Brasil. Decreto nº 780, de 28 de abril de 1936. Crêa a commissão permanente de fiscalização de entorpecentes [Internet]. Rio de Janeiro: Presidência da República; 1936.

Brasil. Decreto nº 54.216, de 27 de agosto de 1964. Promulga a Convenção Única sôbre Entorpecentes [Internet]. Brasília, DF: Presidência da República; 1964.

Brasil. Decreto nº 79.388, de 14 de março de 1977. Promulga a Convenção sobre Substâncias Psicotrópicas [Internet]. Brasília, DF: Presidência da República; 1977.

Brasil. Decreto-Lei nº 891, de 25 de novembro de 1938. Aprova a Lei de Fiscalização de Entorpecentes [Internet]. Rio de Janeiro: Presidência da República; 1938.

Brasil. Lei nº 6.360, de 23 de setembro de 1976. Dispõe sobre a Vigilância Sanitária a que ficam sujeitos os Medicamentos, as Drogas, os Insumos Farmacêuticos e Correlatos, Cosméticos, Saneantes e Outros Produtos, e dá outras Providências [Internet]. Brasília, DF: Presidência da República; 1976.

Brasil. Lei nº 9.782, de 26 de janeiro de 1999. Define o Sistema Nacional de Vigilância Sanitária, cria a Agência Nacional de Vigilância Sanitária, e dá outras providências [Internet]. Brasília, DF: Presidência da República; 1999.

Brasil. Lei nº 11.343, de 23 de agosto de 2006. Institui o Sistema Nacional de Políticas Públicas sobre Drogas – Sisnad; prescreve medidas para prevenção do uso indevido, atenção e reinserção social de usuários e dependentes de drogas; estabelece normas para repressão à produção não autorizada e ao tráfico ilícito de drogas; define crimes e dá outras providências [Internet]. Brasília, DF: Presidência da República; 2006.

Brasil. Ministério da Saúde. Secretaria de Vigilância Sanitária. Portaria nº 344, de 12 de maio de 1998. Aprova o Regulamento Técnico sobre substâncias e medicamentos sujeitos a controle especial [Internet]. Brasília, DF: Ministério da Saúde; 1998.

Brasil. Processo nº 0090670-16.2014.4.01.3400 – 16ª Vara Federal. Poder Judiciário. Tribunal Regional Federal da Primeira Região Seção Judiciária do Distrito Federal. [Internet]. 2015.

Brasil. Supremo Tribunal Federal. Ação direta de inconstitucionalidade nº 5.708. Requerente: Partido Popular Socialista. Relator: Min. Luiz Fux [Internet]. Brasília, DF: STF; 2022. Acesso em: 12/11/2022.

Brenneisen R. Psychotropic drugs. I. Cannabis sativa L. (Cannabinaceae). Pharmaceutica Acta Helvetiae. 1983;58(11):314-20.

Bridgeman MB, Abazia DT. Medicinal cannabis: history, pharmacoloy, and implications for the acute care setting. P&T. 2017;42(3):180-88.

Brown AJ. Novel cannabinoid receptors. Br J Pharmacol. 2007; 152(5):567-75.

Bruni N, Pepa CD, Oliaro-Bosso S et al. Cannabinoid delivery systems for pain and inflammation treatment. Molecules. 2018;23(10):E2478.

Burstein SH. Eicosanoid mediation of cannabinoid actions. Bioorg Med Chem. 2019;27(13):2718-28.

Busse F, Omidi L, Timper K et al. Lead poisoning due to adulterated marijuana. N Engl J Med. 2008;359(4):440. [Published correction appears in Timper, Katharina. N Engl J Med. 2008;358(15):1641-42.]

Calapai G, Mannucci C, Chinou I et al. Preclinical and clinical evidence supporting use of cannabidiol in psychiatry. Evid Based Complement Alternat Med. 2019;2019:2509129.

Cameron JM, Dillinger RJ. Narcotic control act. In: Kleiman MAR, Hawdon JE (eds.). Encyclopedia of Drug Policy. Sage Publications; 2011. pp. 543-45.

Campos AC, Moreira FA, Gomes FV et al. Multiple mechanisms involved in the large-spectrum therapeutic potential of cannabidiol in psychiatric disorders. Philos Trans R Soc Lond B Biol Sci. 2012;367:3364-78.

Capano A, Weaver R, Burkman E. Evaluation of the effects of CBD hemp extract on opioid use and quality of life indicators in chronic pain patients: a prospective cohort study. Postgrad Med. 2019;12:1-6.

Carvalho J. A emergência da política mundial de drogas: o Brasil e as primeiras conferências internacionais do ópio. Oficina do Historiador [Internet]. 2014. Acesso em: 10/11/2022.

Centers for Disease Control and Prevention. Outbreak of lung injury associated with the use of e-cigarette, or vaping, products. Available from: https://www.cdc.gov/tobacco/basic_information/e-cigarettes/severe-lung-disease.html. Accessed on: December 12, 2019.

Chagas MH, Eckeli AL, Zuardi AW et al. Cannabidiol can improve complex sleep-related behaviours associated with rapid eye movement sleep behaviour disorder in Parkinson's disease patients: a case series. J Clin Pharm Ther. 2014a; 39:564-66.

Chagas MH, Zuardi AW, Tumas V et al. Effects of cannabidiol in the treatment of patients with Parkinson's disease: an exploratory double-blind trial. J Psychopharmacol. 2014b; 28:1088-98.

Chandra S, Lata H, ElSohly MA et al. Cannabis cultivation: methodological issues for obtaining medical-grade product. Epilepsy Behav. 2017;70(Pt B):302-12.

Cherniakov I, Izgelov D, Barasch D et al. Piperine-pro-nanolipospheres as a novel oral delivery system of cannabinoids: pharmacokinetic evaluation in healthy volunteers in comparison to buccal spray administration. J Control Release. 2017; 266:1-7.

Cho DH, Jo YK, Hwang JJ et al. Caspase-mediated cleavage of ATG6/Beclin-1 links apoptosis to autophagy in HeLa cells. Cancer Lett. 2009;274(1):95-100.

Consroe P, Kennedy K, Schram K. Assay of plasma cannabidiol by capillary gas chromatography/ion trap mass spectroscopy following high-dose repeated daily oral administration in humans. Pharmacol Biochem Behav. 1991;40(3):517-22.

Crippa JA, Derenusson GN, Ferrari TB et al. Neural basis of anxiolytic effects of cannabidiol (CBD) in generalized social anxiety disorder: a preliminary report. J Psychopharmacol. 2011;25(1):121-30.

Cunha JM, Carlini EA, Pereira AE et al. Chronic administration of cannabidiol to healthy volunteers and epileptic patients. Pharmacology. 1980;21:175-85.

Dariš B, Tancer Verboten M, Knez Ž et al. Cannabinoids in cancer treatment: Therapeutic potential and legislation. Bosn J Basic Med. Sci. 2019;19(1):14-23.

Dell B, McComb AJ. Plant resins – their formation, secretion and possible functions. Advances in Botanical Research. San Diego, CA: Academic Press; 1978.

Desrosiers NA, Himes SK, Scheidweiler KB et al. Phase I and II cannabinoid disposition in blood and plasma of occasional and frequent smokers following controlled smoked cannabis. Clin Chem. 2014;60(4):631-43.

Devane WA, Hanus L, Breuer A et al. Isolation and structure of a brain constituent that binds to the cannabinoid receptor. Science. 1992;258:1946-49.

Devinsky O, Cross JH, Wright S. Trial of cannabidiol for drug resistant seizures in the Dravet syndrome. N Engl J Med. 2017;377(7):699-700.

Devinsky O, Patel AD, Cross JH et al. Effect of cannabidiol on drop seizures in the Lennox-Gastaut syndrome. N Engl J Med. 2018a;378(20):1888-97.

Devinsky O, Patel AD, Thiele EA et al. Randomized, dose-ranging safety trial of cannabidiol in Dravet syndrome. Neurology. 2018b;90(14):e1204-11.

Dolgin E. The bioengineering of cannabis. Nature. 2019; 572(7771):S5-7.

Donvito G, Nass SR, Wilkerson JL et al. The endogenous cannabinoid system: a budding source of targets for treating inflammatory and neuropathic pain. Neuropsychopharmacology. 2018;43(1):52-57.

Elbaz M, Ahirwar D, Xiaoli Z et al. TRPV2 is a novel biomarker and therapeutic target in triple negative breast cancer. Oncotarget. 2016;9(71):33459-70.

Elbaz M, Nasser MW, Ravi J et al. Modulation of the tumor microenvironment and inhibition of EGF/EGFR pathway: novel anti-tumor mechanisms of cannabidiol in breast cancer. Mol Oncol. 2015;9(4):906-19.

Erichsen R, Araujo T. Ilegal: a vida não espera [Internet]. [São Paulo]: Revista Superinteressante; 2014. Acesso em: 12/11/2022.

Escritório das Nações Unidas sobre Drogas e Crime. Drogas: marco legal [Internet]. Brasília, DF: UNODC; 2022. Acesso em: 12/11/2022.

Escritório das Nações Unidas sobre Drogas e Crime. Junta Internacional de Fiscalização de Entorpecentes (JIFE) [Internet]. Brasília, DF: UNODC; 2022. Acesso em: 12/11/2022.

European Medicines Agency. Committee on Herbal Medicinal Products. Reflection paper on the level of purification of extracts to be considered as herbal preparations: final [Internet]. London: EMA; 2010. Accessed on: November 12, 2022.

Fairbairn JW, Liebmann JA, Rowan MG. The stability of cannabis and its preparations on storage. J Pharm Pharmacol. 1976;28(1):1-7.

Farag S, Kayser O. The Cannabis plant: botanical aspects. In: Handbook of Cannabis and Related Pathologies. Elsevier; 2017. pp. 3-12.

Fattore L, Melis M, Fadda P et al. The endocannabinoid system and nondrug rewarding behaviours. Exp Neurol. 2010; 224(1):23-36.

Ferro R, Adamska A, Lattanzio R et al. GPR55 signalling promotes proliferation of pancreatic cancer cells and tumour growth in mice, and its inhibition increases effects of gemcitabine. Oncogene. 2018;37(49):6368-82.

Fettinger JC, Condron CL, Coffin MT. Cambridge structural database communication. 2020; Database UHIHEB: Deposition Number 1985628.

Filer NF. Cannabinoid crystal polymorphism. J Cannabis Res. 2022;4(1):23.

Fonseca G. A maconha, a cocaína e o ópio em outros tempos. Arq Polic Civ. 1980;34:133-45.

Food and Drug Administration. Available from: https://www.accessdata.fda.gov/drugsatfda_docs/label/2018/210365lbl.pdf. Accessed on: December 12, 2019.

Fraguas-Sánchez AI, Fernández-Carballido A, Simancas-Herbada R et al. CBD loaded microparticles as a potential formulation to improve paclitaxel and doxorubicin-based chemotherapy in breast cancer. Int J Pharm. 2020; 574:118916.

Geller M, Oliveira L. Canabidiol: compêndio clínico-farmacológico e terapêutico. Rio de Janeiro: Guanabara Koogan; 2020.

Glickman D, Dalessio S, Raup-Konsavage WM et al. The impact of cannabis use on clinical outcomes in inflammatory bowel disease: a population-based longitudinal cohort study. Inflamm Bowel Dis. 2023;izad151.

Gonçalves J, Rosado T, Soares S et al. Cannabis and its secondary metabolites: their use as therapeutic drugs, toxicological aspects, and analytical determination. Medicines (Basel). 2019;6(1):31.

Grof CPL. Cannabis, from plant to pill. Br J Clin Pharmacol. 2018;84(11):2463-67.

Grotenhermen F. Pharmacokinetics and pharmacodynamics of cannabinoids. Clin Pharmacokinet. 2003;42(4):327-60.

Guimarães V. Primeiro medicamento à base de cannabis sativa começará a ser vendido no Brasil; 2017. In: Medicina PUC-RIO. Notícias [Internet]. Rio de Janeiro: Med PUC-Rio; 2017. Acesso em: 14/11/2022.

Guo J, Ikeda SR. Endocannabinoids modulate N-type calcium channels and G-protein-coupled inwardly rectifying potassium channels via CB1 cannabinoid receptors heterologously expressed in mammalian neurons. Mol Pharmacol. 2004; 65(3):665-74.

Gururajan A, Malone DT. Does cannabidiol have a role in the treatment of schizophrenia? Schizophr Res. 2016;176(2-3):281-90.

Guy GW, Flint ME. A single centre, placebo-controlled, four period, crossover, tolerability study assessing, pharmacodynamic effects, pharmacokinetic characteristics and cognitive profiles of a single dose of three formulations of Cannabis Based Medicine Extracts (CBMEs) (GWPD9901), plus a two period tolerability study comparing pharmacodynamic effects and pharmacokinetic characteristics of a single dose of a cannabis based medicine extract given via two administration routes (GWPD9901 EXT). J Cannabis Ther. 2004; 3(3):35-77.

Guy GW, Robson PJ. A phase I, open label, four-way crossover study to compare the pharmacokinetic profiles of a single dose of 20 mg of a Cannabis Based Medicine Extract (CBME) administered on 3 different areas of the buccal mucosa and to investigate the pharmacokinetics of CBME per Oral in Healthy Male and Female Volunteers (GWPK0112). J Cannabis Ther. 2004;3:79-120.

Guy GW, Robson PJ. A phase I, double blind, three-way crossover study to assess the harmacokinetic profile of Cannabis Based Medicine Extract (CBME) administered sublingually in variant cannabinoid ratiosin normal healthy male volunteers (GWPK0215). J Cannabis Ther. 2003;3:121-52.

Hampson AJ, Grimaldi M, Axelrod J et al. Cannabidiol and (-)Delta9-tetrahydrocannabinol are neuroprotective antioxidants. Proc Natl Acad Sci USA. 1998;95(14):8268-73.

Haney M, Malcolm RJ, Babalonis S et al. Oral cannabidiol does not alter the subjective, reinforcing or cardiovascular effects of smoked cannabis. Neuropsychopharmacology. 2016; 41(8):1974-82.

Haustein M, Ramer R, Linnebacher M et al. Cannabinoids increase lung cancer cell lysis by lymphokine-activated killer cells via upregulation of ICAM-1. Biochem Pharmacol. 2014;92(2):312-25.

Hazekamp A. Evaluating the effects of gamma-irradiation for decontamination of medicinal cannabis. Front Pharmacol. 2016;7:108.

Hazekamp A. The trouble with CBD oil. Med Cannabis Cannabinoids. 2018;1:65-72.

Hellriegel ET, Bjornsson TD, Hauck W. Interpatient variability in bioavailability is related to the extentof absorption: implications for bioavailability and bioequivalence studies. Clin Pharmacol Ther. 1996;60(6):601-7.

Herbst J, Musgrave G. Respiratory depression following an accidental overdose of a CBD-labeled product: a pediatric case report. J Am Pharm Assoc. (2003). 2020;60(1):248-52.

Hillig KW. Genetic evidence for speciation in Cannabis (Cannabaceae). Genetic Res Crop Evolution. 2005;52(2):161-80.

Hindocha C, Cousijn J, Rall M et al. The effectiveness of cannabinoids in the treatment of posttraumatic stress disorder (PTSD): a systematic review. J Dual Diagn. 2019;3:1-20.

Huestis MA. Human cannabinoid pharmacokinetics. Chem Biodivers. 2007;4(8):1770-804.

Hughes B, Herron CE. Cannabidiol reverses deficits in hippocampal LTP in a model of Alzheimer's disease. Neurochem Res. 2018;44(3):703-13.

Ibeas Bih C, Chen T, Nunn AV et al. Molecular targets of cannabidiol in neurological disorders. Neurotherapeutics. 2015; 12(4):699-730.

Iffland K, Grotenhermen F. An update on safety and side effects of cannabidiol: a review of clinical data and relevant animal studies. Cannabis Cannabinoid Res. 2017;2(1):139-54.

Itin C, Domb AJ, Homan A. A meta-opinion: cannabinoids delivered to oral mucosa by a spray forsystemic absorption are rather ingested into gastro-intestinal tract: the influences of fed/fasting states. Expert Opin Drug Deliv. 2019; 16(10):1031-35.

Jeong S, Yun HK, Jeong YA et al. Cannabidiol-induced apoptosis is mediated by activation of Noxa in human colorectal cancer cells. Cancer Lett. 2019;447:12-23.

Jiang HE, Li X, Zhao YX et al. A new insight into Cannabis sativa (Cannabaceae) utilization from 2500-year-old Yanghai Tombs, Xinjiang, China. J Ethnopharmacol. 2006; 108(3):414-22.

Jiang HE, Li X, Zhao YX et al. A new insight into Cannabis sativa (Cannabaceae) utilization from 2500-year-old Yanghai Tombs, Xinjiang, China. J Ethnopharmacol. 2006;108(3):414-22. Apud Geller M, Oliveira L. Canabidiol: compêndio clínico-farmacológico e terapêutico. Rio de Janeiro: Guanabara Koogan; 2020.

Jones PG, Falvello L, Kennard O et al. Cannabidiol. Acta Crystallographica Section B. 1977;B33(10):3211-14.

Kargl J, Andersen L, Hasenöhrl C et al. GPR55 promotes migration and adhesion of colon cancer cells indicating a role in metastasis. Br J Pharmacol. 2016;173(1):142-54.

Karniol IG, Shirakawa I, Kasinski N et al. Cannabidiol interferes with the effects of D9-tetrahydrocannabinol in man. Eur J Pharmacol. 1974;28(1):172-77.

Karschner EL, Darwin WD, Goodwin RS et al. Plasma cannabinoid pharmacokinetics following controlled oral

D9-tetrahydrocannabinol and oromucosal cannabis extract administration. Clin Chem. 2011;57(1):66-75.

Karst M, Salim K, Burstein S et al. Analgesic effect of the synthetic cannabinoid CT-3 on chronic neuropathic pain: a randomized controlled trial. JAMA. 2003;290(13):1757-62.

Kis B, Ifrim FC, Buda V et al. Cannabidiol-from plant to human body: a promising bioactive molecule with multi-target effects in cancer. Int J Mol Sci. 2019;20(23):E5905.

Klumpers LE, Thacker DL. A brief background on cannabis: from plant to medical indications. J AOAC Int. 2019; 102(2):412-20.

Kopf D, Avins J. Data: The Harris poll [CBD]. 2019. Quartz. Available from: https://qz.com/1590765/. Accessed on: November 12, 2022.

Kosgodage US, Nunn AV, Guy GW et al. Cannabidiol (CBD) is a novel inhibitor for exosome and microvesicle (EMV) release in cancer. Front Pharmacol. 2018;9:889.

Kosovic E, Sýkora D, Kuchař M et al. Stability study of cannabidiol in the form of solid powder and sunflower oil solution. Pharmaceutics. 2021;13(3):412.

Kumari A, Yadav SK, Yadav SC. Biodegradable polymeric nanoparticles based drug delivery systems. Colloids Surf B Biointerfaces. 2010;75(1):1-18.

Lawrence MJ, Rees GD. Microemulsion-based media as novel drug delivery systems. Adv Drug Deliv Rev. 2000;45(1):89-121.

Le Blanc PP, Alache JM, Besner JG et al. Tratado de biofarmácia e farmacocinética. Instituto Piaget; 1997. p. 11.

Lebrun C, Vermersch P. A breakthrough for the treatment of spasticity in multiple sclerosis. Rev Neurol. 2015; 171(4):327-28.

Leghissa A, Hildenbrand ZL, Schug KA. A review of methods for the chemical characterization of Cannabis natural products. J Sep Sci. 2018;41(1):398-415.

Leo A, Russo E, Elia M. Cannabidiol and epilepsy: rationale and therapeutic potential. Pharmacol Res. 2016;107:85-92.

Lewis MA, Russo EB, Smith KM. Pharmacological foundations of cannabis chemovars. Planta Med. 2018;84(4):225-33.

Li H, Kong W, Chambers CR et al. The non-psychoactive phytocannabinoid cannabidiol (CBD) attenuates pro-inflammatory mediators, T cell infiltration, and thermal sensitivity following spinal cord injury in mice. Cell Immunol. 2018; 329:1-9.

Ligresti A, Moriello AS, Starowicz K et al. Antitumor activity of plant cannabinoids with emphasis on the effect of cannabidiol on human breast carcinoma. J Pharmacol Exp Ther. 2006;318(3):1375-87.

López-Valero I, Saiz-Ladera C, Torres S et al. Targeting glioma initiating cells with a combined therapy of cannabinoids and temozolomide. Biochem Pharmacol. 2018;157:266-74.

Lucas CJ, Galettis P, Schneider J. The pharmacokinetics and the pharmacodynamics of cannabinoids. Br J Clin Pharmacol. 2018;84:2477-82.

Lynch ME, Ware MA. Cannabinoids for the treatment of chronic non-cancer pain: an updated systematic review of randomized controlled trials. J Neuroimmune Pharmacol. 2015;10(2):293-301.

Mahlberg PG, Hammond CT, Turner JC et al. Structure, development and composition of glandular trichomes of Cannabis sativa L. In: Rodriguez EO, Healey L, Mehta I (eds.). Biology and Chemistry of Plant Trichomes. London: Plenum Press; 1984. pp. 23-51.

Mallipeddi S, Janero DR, Zvonok N et al. Functional selectivity at G-protein coupled receptors: advancing cannabinoid receptors as drug targets. Biochem Pharmacol. 2017;128:1-11.

Malmo-Levine D. Recent history. In: Holland J (ed.). The Pot Book: a Complete Guide to Cannabis. Rochester, Vermont: Park Street Press; 2010.

Mammana S, Cavalli E, Gugliandolo A et al. Could the combination of two non-psychotropic cannabinoids counteract neuroinflammation? Effectiveness of cannabidiol associated with cannabigerol. Medicina (Kaunas). 2019;55(11):E747.

Manini AF, Yiannoulos G, Bergamaschi MM et al. Safety and pharmacokinetics of oral cannabidiol when administered concomitantly with intravenous fentanyl in humans. J Addict Med. 2015;9(3):204-10.

Mannucci C, Navarra M, Calapai F et al. Neurological aspects of medical use of cannabidiol. CNS Neurol. Disord Drug Targets. 2017;16(5):541-53.

Maroon J, Bost J. Review of the neurological benefits of phytocannabinoids. Surg Neurol Int. 2018;9:91.

Massi P, Vaccani A, Ceruti S et al. Antitumor effects of cannabidiol, a non-psychoactive cannabinoid, on human glioma cell lines. J Pharmacol Exp Ther. 2004;308(3):838-45.

Massi P, Valenti M, Vaccani A et al. 5-Lipoxygenase and anandamide hydrolase (FAAH) mediate the antitumor activity of cannabidiol, a non-psycoactive cannabidiol. J Neurochem. 2008;104(4):1091-100.

Matsuda LA, Lolait SJ, Brownstein MJ et al. Structure of a cannabinoid receptor and functional expression of the cloned cDNA. Nature. 1990;346(6284):561-64.

Mayr T, Grassl T, Korber N et al. Cannabidiol revisited. 2017; 2:X170276.

Mazzetti C, Ferri E, Pozzi M et al. Quantification of the content of cannabinol in commercially available e-liquids and studies on their thermal and photo-stability. Sci Rep. 2020;10:1-6.

McAllister SD, Murase R, Christian RT et al. Pathways mediating the effects of cannabidiol on the reduction of breast cancer cell proliferation, invasion, and metastasis. Breast Cancer Res Treat. 2011;129(1):37-47.

McKallip RJ, Jia W, Schlomer J et al. Cannabidiol-induced apoptosis in human leukemia cells: a novel role of cannabidiol in the regulation of p22phox and Nox4 expression. Mol Pharmacol. 2006;70(3):897-908.

McPartland JM. Cannabis systematics at the levels of family, genus, and species. Cannabis Cannabinoid Res. 2018; 3(1):203-12.

McPartland JM, Guy GW, Di Marzo V. Care and feeding of the endocannabinoid system: a systematic review of potential clinical interventions that upregulate the endocannabinoid system. PLoS One. 2014;9:e89566.

Mechoulam R, Ben-Shabat S, Hanus L et al. Identification of an endogenous 2-monoglyceride, present in canine gut, that binds to cannabinoid receptors. Biochem Pharmacol. 1995; 50(1):83-90.

Mechoulam R, Hanus L. Cannabidiol: an overview of some chemical and pharmacological aspects. Part I: chemical aspects. Chem Phys Lipids. 2002;121(1-2):35-43.

Mechoulam R, Parker LA. The endocannabinoid system and the brain. Annu Rev Psychol. 2013;64:21-47.

Merck's 1899 Manual. New York: Merck & Co.; 1899.

Merlin MD. Archaeological evidence for the tradition of psychoactive plant use in the old world. Econ Botany. 2003; 57(3):295-323.

Millar AS, Stone NL, Yates AS et al. A systematic review on the pharmacokinetics of cannabidiol in humans. Front Pharmacol. 2018;9:1365 apud Geller M, Oliveira L. Canabidiol: compêndio clínico-farmacológico e terapêutico. Rio de Janeiro: Guanabara Koogan; 2020.

Millar S, Maguire RF, Yates AS et al. Towards better delivery of cannabidiol (CBD). Pharmaceuticals. 2020b;13(9):219.

Millar SA, Stone NL, Yates AS et al. A systematic review on the pharmacokinetics of cannabidiol in humans. Front Pharmacol. 2018;9:1365.

Monographie NN. Cannabidiol. Deutscher ArzneimittelCodex (DAC) inkl. Neues Rezeptur-Formularium (NRF). DAC/NRF October 22, 2015.

Morgan CJ, Das RK, Joye A et al. Cannabidiol reduces cigarette consumption in tobacco smokers: preliminary findings. Addict Behav. 2013;38(9):2433-36.

Munro S, Thomas KL, Abu-Shaar M. Molecular characterization of a peripheral receptor for cannabinoids. Nature. 1993; 365(6441):61-5.

Munson AE, Harris LS, Friedman MA et al. Antineoplastic activity of cannabinoids. J Natl Cancer Inst. 1975; 55(3):597-602.

Nabissi M, Morelli MB, Amantini C et al. Cannabidiol stimulates Aml-1a-dependent glial differentiation and inhibits glioma stem-like cells proliferation by inducing autophagy in a TRPV2-dependent manner. Int J Cancer. 2015;137(8):1855-69.

Nadulski T, Pragst F, Weinberg G et al. Randomized, double-blind, placebo-controlled study about the effects of Cannabidiol (CBD) on the pharmacokinetics of Delta9-Tetrahydrocannabinol (THC) after oral application of THC verses standardized cannabis extract. Ther Drug Monit. 2005a;27(6):799-810.

Nadulski T, Sporkert F, Schnelle M et al. Simultaneous and sensitive analysis of THC, 11-OH-THC, THC-COOH, CBD, and CBN by GC-MS in plasma after oral application of small doses of THC and cannabis extract. J Anal Toxicol. 2005b;29(8):782-89.

Naftali T, Mechulam R, Marii A et al. Low-dose cannabidiol is safe but not effective in the treatment for Crohn's disease: a randomized controlled trial. Dig Dis Sci. 2017;62(6):1615-20.

National Center for Biotechnology Information. PubChem Database. Cannabidiol, CID=644019. Available from: https://pubchem.ncbi.nlm.nih.gov/compound/Cannabidiol. Accessed on: December 9, 2019.

Nogueras-Ortiz C, Yudowski GA. The multiple waves of cannabinoid 1 receptor signaling. Mol Pharmacol. 2016; 90(5):620-26.

Ohlsson A, Lindgren JE, Andersson S et al. Single-dose kinetics of deuterium-labelled cannabidiol in man after smoking and intravenous administration. Biomed Environ Mass Spectrom. 1986;13:77-83.

Osborne AL, Solowij N, Weston-Green K. A systematic review of the effect of cannabidiol on cognitive function: relevance to schizophrenia. Neurosci Biobehav. Rev. 2017;72:310-24.

Ottersen T, Rosenqvist E, Turner CE et al. The crystal and molecular structure of cannabidiol. Acta Chem Scand B. 1977a;B31:807-12.

Ottersen T, Rosenqvist E, Turner CE, El-Feraly FS. The crystal and molecular structure of cannabinol. Acta Chem Scand B. 1977b;B31:781-87.

Pacifici R, Marchei E, Salvatore F et al. Evaluation of long-term stability of cannabinoids in standardized preparations of cannabis flowering tops and cannabis oil by ultra-high-performance liquid chromatography tandem mass spectrometry. Clin Chem Lab Med. 2018;56(4):e94-6.

Pellati F, Borgonetti V, Brighenti V et al. Cannabis sativa L. and nonpsychoactive cannabinoids: their chemistry and role against oxidative stress, inflammation, and cancer. Biomed Res Int. 2018;1691428.

Pereira JR, Sousa CV, Shigaki HB et al. Cannabis sativa: aspectos relacionados ao consumo de maconha no contexto brasileiro. RAHIS. 2018;15(1):1-16.

Pertwee RG. Handbook of Cannabis. Oxford University Press; 2014. 747p.

Petrocellis L, Ligresti, Moriello AS et al. Non-THC cannabinoids inhibit prostate carcinoma growth in vitro and in vivo: pro-apoptotic effects and underlying mechanisms. Br J Pharmacol. 2012;168(1):79-102.

Pisanti S, Bifulco M. Modern history of medical cannabis: from widespread use to prohibitionism and back. Trends Pharmacol Sci. 2017;38:195-98.

Pisanti S, Malfitano AM, Ciaglia E et al. Cannabidiol: state of the art and new challenges for therapeutic applications. Pharmacol Ther. 2017;175:133-50.

Pisanti S, Picardi P, D'Alessandro A et al. The endocannabinoid signaling system in cancer. Trends Pharmacol Sci. 2013; 34(5):273-82.

Potter DJ. A review of the cultivation and processing of cannabis (Cannabis sativa L.) for production of prescription medicines in the UK. Drug Test Anal. 2014;6(1-2):31-8.

Potter DJ. The propagation, characterisation and optimisation of Cannabis sativa L. as a phytopharmaceutical [thesis]. London: King's College London; 2009.

Puri PS. Winterization of oils and fats. J Am Oil Chem Soc. 1980;57:A848-A850.

Rabinak CA, Angstadt M, Sripada CS et al. Cannabinoid facilitation of fear extinction memory recall in humans. Neuropharmacology. 2013;64(1):396-402.

Raman A (ed.). The Cannabis plant: botany, cultivation, and processing for use. In: Cannabis: the genus Cannabis. Amsterdam: Harwood Academic Publishers; 1998. pp. 29-54.

Ramer R, Fischer S, Haustein M et al. Cannabinoids inhibit angiogenic capacities of endothelial cells via release of tissue inhibitor of matrix metalloproteinases-1 from lung cancer cells. Biochem Pharmacol. 2014;91(2):202-16.

Ramer R, Rohde A, Merkord J et al. Decrease of plasminogen activator inhibitor-1 may contribute to the anti-invasive action of cannabidiol on human lung cancer cells. Pharm Res. 2010;27(10):2162-74.

Reimann-Philipp U, Speck M, Orser C et al. Cannabis and cannabinoid research. 2019. Available from: http://doi.

org/10.1089/can.2018.0063. Accessed on: November 12, 2022.

Robson P, Guy G, Pertwee R et al. Use of tetrahydrocannabinol and/or cannabidiol for the treatment of inflammatory bowel disease. WO2009004302A1. 2009 Jan 8.

Rocha FC, Santos Jr. JG, Stefano SC et al. Systematic review of the literature on clinical and experimental trials on the antitumor effects of cannabinoids in gliomas. J Neurooncol. 2014;116(1):11-24.

Rock EM, Bolognini D, Limebeer CL et al. Cannabidiol, a non-psychotropic component of cannabis, attenuates vomiting and nausea-like behaviour via indirect agonism of 5-HT(1A) somatodendriticautoreceptors in the dorsal raphe nucleus. Br J Pharmacol. 2012;165(8):2620-34.

Romano LL, Hazekamp A. Cannabis oil: chemical evaluation of an upcoming cannabis-based medicine. Cannabinoids. 2013;1:1-11.

Rosenqvist E, Ottersen T. The crystal and molecular structure of delta-9-tetrahydrocannabinolic acid B. Acta Chem Scand B. 1975;29(3):379-84.

Rudroff T, Sosnoff J. Cannabidiol to improve mobility in people with multiple sclerosis. Front Neurol. 2018;9:183.

Russo EB. History of cannabis as medicine: nineteenth century Irish physicians and correlations of their observations to modern research. In: Suman C (ed.). Cannabis sativa L. botany and biotechnology. Springer: Berlin, Germany; 2017. pp. 63-78.

Russo EB. The case for the entourage effect and conventional breeding of clinical Cannabis: no "strain," no gain. Front Plant Sci. 2018;9:1969.

Schultes RE, Klein WM, Plowman T et al. Cannabis: an example of taxonomic neglect. Harvard University Botanical Museum Leaflets. 1974;23:337-67.

Schwabe AL, McGlaughlin ME. Genetic tools weed out misconceptions of strain reliability in Cannabis sativa: implications for a budding industry. J Cannabis Res. 2019;1:3.

Schwope DM, Karschner EL, Gorelick DA et al. Identification of recent cannabis use: whole-blood and plasma free and glucuronidated cannabinoid pharmacokinetics following controlled smoked cannabis administration. Clin Chem. 2011; 57(10):1406-14.

Skell JM, Kahn M, Foxman BM. Δ9-Tetrahydrocannabinolic acid A, the precursor to Δ9-tetrahydrocannabinol (THC). Acta Crystallographica C. 2021;C77:84-9.

Silva JKN. O controle de substâncias ilegais: os tratados internacionais antidrogas e as repercussões sobre a legislação brasileira. CSOnline [Internet]. 2015.

Scott KA, Dalgleish AG, Liu WM. The combination of cannabidiol and D9-tetrahydrocannabinol enhances the anti-cancer effects of radiation in an orthotopic murine glioma model. Mol Cancer Ther. 2014;13(12):2955-67.

Scuderi C, Steardo L, Esposito G. Cannabidiol promotes amyloid precursor protein ubiquitination and reduction of beta amyloid expression in SHSY5YAPP+ cells through PPARγ involvement. Phytother Res. 2014;28(7):1007-13.

Seeman P. Cannabidiol is a partial agonist at dopamine D2High receptors, predicting its antipsychotic clinical dose. Transl Psychiatry. 2016;6:e920.

Sellers EM, Schoedel K, Bartlett C et al. A multiple-dose, randomized, double-blind, placebo-controlled, parallel-group QT/QTc study to evaluate the electrophysiologic effects of THC/CBD spray. Clin Pharmacol Drug Dev. 2013;2(3):285-94.

Sharafi G, He H, Nikfarjam M. Potential use of cannabinoids for the treatment of pancreatic cancer. J Pancreat Cancer. 2019;5(1):1-7.

Sharma M, Hudson JB, Adomat H et al. In vitro anticancer activity of plant-derived cannabidiol on prostate cancer cell lines. Pharmacol Pharm. 2014;5:806-20.

Shrivastava A, Kuzontkoski PM, Groopman JE et al. Cannabidiol induces programmed cell death in breast cancer cells by coordinating the cross-talk between apoptosis and autophagy. Mol Cancer Ther. 2011;10(7):1161-72.

Small E, Cronquist A. A practical and natural taxonomy for Cannabis Taxon. 1976;25:405-35.

Small E, Marcus D. Hemp – a new crop with new uses for North America. In: Janick J, Whipkey A (eds.). Trends in New Crops and New Uses. Alexandria, VA: ASHS Press; 2002. pp. 284-326.

Small E, Naraine SGU. Size matters: evolution of large drug-secreting resin glands in elite pharmaceutical strains of Cannabis sativa (marijuana). Genet Resour Crop Evol. 2016;63: 349-59.

Soares M. Ignorância e políticas públicas: a regulação de cannabis medicinal no Brasil. Boletim de Análise Político-Institucional [Internet]. 2020. Disponível em: https://repositorio.ipea.gov.br/bitstream/11058/10345/1/bapi_24_art5.pdf. Acesso em: 15/12/2023.

Solinas M, Cinquina V, Parolaro D. Cannabidiol and cancer — an overview of the preclinical data. In: Terry L (ed.). Molecular Considerations and Evolving Surgical Management Issues in the Treatment of Patients with a Brain Tumor. London, UK: InTechOpen; 2015. p. 13.

Solymosi K, Kofalvi A. Cannabis: a treasure trove or Pandora's box? Mini Rev Med Chem. 2017;17(13):1223-91.

Soroceanu L, Murase R, Limbad C et al. Id-1 is a key transcriptional regulator of glioblastoma aggressiveness and a novel therapeutic target. Cancer Res. 2013;73(5):1559-69.

Souza IP. Sínteses e aplicações recentes do Δ 9-tetraidrocanabinol (Thc) e seus derivados em química medicinal. Trabalho de conclusão de curso de Química. Universidade Federal de São João Del-Rei; 2017. 32p.

Sreevalsan S, Joseph S, Jutooru I et al. Induction of apoptosis by cannabinoids in prostate and colon cancer cells is phosphatase dependent. Anticancer Res. 2011;31(11):3799-807.

Stern CA, Gazarini L, Takahashi RN et al. On disruption of fear memory by reconsolidation blockade: evidence from cannabidiol treatment. Neuropsychopharmacology. 2012; 37:2132-42.

Stern CAJ, Gazarini L, Vanvossen AC et al. Delta(9)-tetrahydrocannabinol alone and combined with cannabidiol mitigate fear memory through reconsolidation disruption. Eur Neuropsychopharmacol. 2015;25:958-65.

Stinchcomb AL. Transdermal delivery of cannabinoids. U.S. Patent 20020111377A1, 15 August 2002.

Stott CG, White L, Wright S et al. A phase I study to assess the effect of food on the single dose bioavailability of the THC/CBD oromucosal spray. Eur J Clin Pharmacol. 2013a; 69(5):825-34.

Stott CG, White L, Wright S et al. A phase I study to assess the single and multiple dose pharmacokinetics of THC/CBD oromucosal spray. Eur J Clin Pharmacol. 2013b; 69(5):1135-47.

Stout SM, Cimino NM. Exogenous cannabinoids as substrates, inhibitors, and inducers of human drug metabolizing enzymes: a systematic review. Drug Metab Rev. 2014; 46(1):86-95.

Sugiura T, Kondo S, Sukagawa A et al. 2-arachidonoylglycerol: a possible endogenous cannabinoid receptor ligand in brain. Biochem Biophys Res Commun. 1995;215(1):89-97.

Szabó GG, Lenkey N, Holderith N et al. Presynaptic calcium channel inhibition underlies CB1 cannabinoid receptor mediated suppression of GABA release. J Neurosci. 2014; 34(23):7958-63.

Taylor J, Wiens T, Peterson J et al. Characteristics of e-cigarette, or vaping, products used by patients with associated lung injury and products seized by law enforcement – Minnesota, 2018 and 2019. MMWR Morb Mortal Wkly Rep. 2019; 68(47):1096-100.

Thiele EA, Marsh ED, French JA et al. Cannabidiol in patients with seizures associated with Lennox-Gastaut syndrome (GWPCARE4): a randomised, double-blind, placebo-controlled phase 3 trial. Lancet. 2018;391(1025):1085-96.

Thomas BF, ElSohly MA. The Analytical Chemistry of Cannabis: Quality Assessment, Assurance, and Regulation of Medicinal Marijuana and Cannabinoid Preparations. Amsterdam: Elsevier; 2016 apud Geller M, Oliveira L. Canabidiol: compêndio clínico-farmacológico e terapêutico. Rio de Janeiro: Guanabara Koogan; 2020.

Thomas BF, ElSohly MA. The botany of Cannabis sativa L. The analytical chemistry of Cannabis. Elsevier; 2016. pp. 1-26.

Thomas BF, Compton DR, Martin BR. Characterization of the lipophilicity of natural and synthetic analogs of delta 9-tetrahydrocannabinol and its relationship to pharmacological potency. J. Pharmacol Exp Ther. 1990;255(2):624-30.

Torres S, Lorente M, Rodriguez-Fornes F et al. A combined pre-clinical therapy of cannabinoids and temozolomide against glioma. Mol Cancer Ther. 2011;10(1):90-103.

Trembly B, Sherman M. Double-blind clinical study of cannabidiol as a secondary anticonvulsant. Proceedings of the Marijuana '90 International Conference on Cannabis and Cannabinoids. Kolympari, Crete; 1990.

Trzaskowski B, Latek D, Yuan S et al. Action of molecular switches in GPCRs: theoretical and experimental studies. Curr Med Chem. 2012;19(8):1090-109.

UNODC. United Nations Office on Drugs and Crime. Problems of modern hemp breeding, with particular reference to the breeding of varieties of hemp containing little or no hashish, New York; 1956. Available from: https://www.unodc.org/unodc/en/data-and-analysis/bulletin/bulletin_1956-01-01_3_page007.html. Accessed on: November 12, 2022.

UNODC. United Nations Office on Drugs and Crime. Recommended methods for the identification and analysis of Cannabis and Cannabis products. Manual for use by national drug analysis laboratories. New York: United Nations Publication, Sales nº E.09.XI.15; 2009.

Vaccani A, Massi P, Colombo A et al. Cannabidiol inhibits human glioma cell migration through a cannabinoid receptor-independent mechanism. Br J Pharmacol. 2005; 144(8):1032-36.

van den Elsen GA, Ahmed AI, Lammers M et al. Efficacy and safety of medical cannabinoids in older subjects: a systematic review. Ageing Res Rev. 2014;14:56-64.

VanDolah HJ, Bauer BA, Mauck KF. Clinicians' guide to cannabidiol and hemp oils. Mayo Clin Proc. 2019;94(9): 1840-51.

Velasco G, Sánchez C, Guzmán M. Endocannabinoids and cancer. Handb Exp Pharmacol. 2015;231:449-72.

Viudez-Martinez A, Garcia-Gutierrez MS, Medrano-Relinque J et al. Cannabidiol does not display drug abuse potential in mice behavior. Acta Pharmacol Sin. 2019;40(3):358-64.

Wagner JG. Biopharmaceutics: absorption aspects. J Pharm Sci. 1961;50:359-87.

Watt G, Karl T. In vivo evidence for therapeutic properties of cannabidiol (CBD) for Alzheimers disease. Front Pharmacol. 2017;8:20.

Whiting PF, Wolff RF, Deshpande S et al. Cannabinoids for medical use: a systematic review and meta-analysis. JAMA. 2015;313(24):2456-73.

WHO. World Health Organization. WHO Drug Information; WHO: Geneva, Switzerland; 2019.

Wirawan E, VandeWalle L, Kersse K et al. Caspase-mediated cleavage of Beclin-1 inactivates Beclin-1-induced autophagy and enhances apoptosis by promoting the release of pro-apoptotic factors from mitochondria. Cell Death Dis. 2010; 1:e18.

Wu J. Cannabis, cannabinoid receptors, and endocannabinoid system: yesterday, today, and tomorrow. Acta Pharmacol Sin. 2019;40:297-99.

Xu DH, Cullen BD, Tang M et al. The effectiveness of topical cannabidiol oil in symptomatic relief of peripheral neuropathy of the lower extremities. Curr Pharm Biotechnol. 2020; 21(5):390-402.

Yeshurun M, Sagiv SP. Cannabidiol for reducing a steroid dose and treating inflammatory and autoimmune diseases. WO2017191630A1, 9 November 2017.

Zendulka O, Dovrtělová G, Nosková K et al. Cannabinoids and cytochrome P450 interactions. Curr Drug Metab. 2016; 17(3):206-26.

Zuardi AW, Crippa JA, Dursun S et al. Cannabidiol was ineffective for manic episode of bipolar affective disorder. J Psychopharmacol. 2010;24:135-37.

Zuardi AW, Crippa JA, Hallak JE et al. Cannabidiol for the treatment of psychosis in Parkinson's disease. J Psychopharmacol. 2009;23:979-83.

Zuardi AW, Morais SL, Guimarães FS et al. Antipsychotic effect of cannabidiol. J Clin Psychiatry. 1995;56:485-86.

Zuardi AW, Shirakawa I, Finkelfarb E et al. Action of cannabidiol on the anxiety and other effects produced by delta 9-THC in normal subjects. Psychopharmacology. 1982; 76(3):245-50.

19

Bibliografia – Clinical Trials

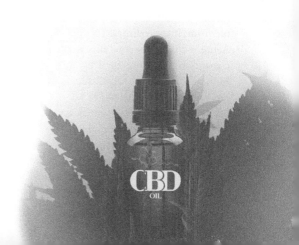

1. Cannabidiol oral solution as an adjunctive treatment for treatment-resistant seizure disorder. [Internet]. Available from: https://clinicaltrials.gov/show/NCT02318602.
2. Cannabidiol oral solution in pediatric participants with treatment-resistant seizure disorders. [Internet]. Available from: https://clinicaltrials.gov/show/NCT02324673.
3. Evaluation of effects of CBD products on anxiety among U.S. women. [Internet]. Available from: https://clinicaltrials.gov/show/NCT05108220.
4. Anxiety symptoms in relation to use of hemp-derived, full spectrum cannabidiol (CBD). [Internet]. Available from: https://clinicaltrials.gov/show/NCT05023759.
5. Effects of Cannabidiol in alcohol use disorder. [Internet]. Available from: https://clinicaltrials.gov/show/NCT03252756.
6. Cannabidiol and cocaine craving/dependence (CBD). [Internet]. Available from: https://clinicaltrials.gov/show/NCT02559167.
7. Acute and short-term effects of CBD on cue-induced craving in drug-abstinent heroin-dependent humans. [Internet]. Available from: https://clinicaltrials.gov/show/NCT02539823.
8. [Internet]. Available from: https://clinicaltrials.gov/ct2/show/NCT03248167.
9. Cannabidiol use to reduce cravings in individuals with opioid use disorder on buprenorphine (CURB). [Internet]. Available from: https://clinicaltrials.gov/show/NCT04192370.
10. Acute and short-term effects of cannabidiol admin on cue-induced craving in drug-abstinent heroin dependent humans. [Internet]. Available from: https://clinicaltrials.gov/ct2/show/NCT01605539.
11. Study to test the safety and efficacy of cannabidiol as a treatment intervention for opioid relapse. [Internet]. Available from: https://clinicaltrials.gov/ct2/show/NCT01311778.
12. Oral cannabidiol for opioid withdrawal. [Internet]. Available from: https://clinicaltrials.gov/ct2/show/NCT04238754.

13. Cannabidiol and emotional stimuli (CAS). [Internet]. Available from: https://clinicaltrials.gov/ct2/show/results/NCT02902081?view=results.

14. Cannabidiol: a novel intervention for Cannabis use problems? [Internet]. Available from: https://clinicaltrials.gov/ct2/show/NCT02044809.

15. Cannabidiol on reward- and stress-related neurocognitive processes in individuals with opioid use disorder. [Internet]. Available from: https://clinicaltrials.gov/ct2/show/study/NCT04982029).

16. Sativex and behavioral-relapse prevention strategy in cannabis dependence. [Internet]. Available from: https://clinicaltrials.gov/show/NCT01747850.

17. Abuse potential of Sativex. [Internet]. Available from: https://clinicaltrials.gov/show/NCT01323569.

18. The use of cannabidiol in cancer patients (Canpadiol). [Internet]. Available from: https://clinicaltrials.gov/study/NCT05407298.

19. Epidiolex (CBD) in patients with biochemically recurrent prostate cancer. [Internet]. Available from: https://clinicaltrials.gov/study/NCT04428203.

20. A safety study of sativex in combination with dose-intense temozolomide in patients with recurrent glioblastoma. [Internet]. Available from: https://clinicaltrials.gov/study/NCT01812603.

21. Characterization of the analgesic effect of CBD in healthy, normal volunteers. [Internet]. Available from: https://clinicaltrials.gov/ct2/show/NCT02751359.

22. Pain response to cannabidiol in induced acute nociceptive pain, allodynia and hyperalgesia by using a model mimicking acute pain in healthy adults (CANAB I). [Internet]. Available from: https://clinicaltrials.gov/ct2/show/NCT03985995.

23. Pain response to cannabidiol in opioid-induced hyperalgesia, acute nociceptive pain and allodynia by using a model mimicking acute pain in healthy adults (CANAB

162 Canabidiol: Compêndio Clínico-Farmacológico e Terapêutico

II). [Internet]. Available from: https://clinicaltrials.gov/ct2/show/NCT04059978.

24. A study of Sativex® for pain relief in patients with advanced malignancy. (SPRAY)[Internet]. Available from: https://clinicaltrials.gov/ct2/show/NCT00530764.

25. Long term safety of sativex oromucosal spray (Sativex®; Nabiximols) as adjunctive therapy in patients with uncontrolled persistent chronic cancer related pain. [Internet]. Available from: https://clinicaltrials.gov/ct2/show/NCT01337089.

26. Study to compare the safety and tolerability of Sativex® in patients with cancer related pain. [Internet]. Available from: https://clinicaltrials.gov/show/NCT00675948.

27. A two-part study of Sativex® oromucosal spray for relieving uncontrolled persistent pain in patients with advanced cancer. [Internet]. Available from: https://clinicaltrials.gov/ct2/show/results/NCT01424566.

28. Sativex® for relieving persistent pain in patients with advanced cancer (SPRAY III). [Internet]. Available from: https://clinicaltrials.gov/ct2/show/NCT01361607.

29. Assessing the effects of a cannabidiol derived from hemp supplement in healthy adults. [Internet]. Available from: https://clinicaltrials.gov/study/NCT05212402.

30. GWP42003: GWP42004 together plus alone in type II diabetes. [Internet]. Available from: https://clinicaltrials.gov/study/NCT01217112.

31. A study to assess the effect of cannabidiol oil on pain after ureteroscopy for kidney stones. [Internet]. Available from: https://clinicaltrials.gov/study/NCT04387617.

32. The role of Sativex® in robotic-rehabilitation. [Internet]. Available from: https://clinicaltrials.gov/study/NCT03186664.

33. Efficacy of cannabidiol in knee osteoarthritis. [Internet]. Available from: https://clinicaltrials.gov/study/NCT04607603.

34. A study of Cybis™ 10:25 THC:CBD oil in adults with chronic back/neck pain (CYDEPS). [Internet]. Available from: https://clinicaltrials.gov/ct2/show/NCT04976738.

35. Low dose of cannabidiol (CBD) to treat mild to moderate musculoskeletal pain. [Internet]. Available from: https://clinicaltrials.gov/study/NCT04193631.

36. A pilot study of GWP42003 in the symptomatic treatment of ulcerative colitis (GWID10160). [Internet]. Available from: https://clinicaltrials.gov/study/NCT01562314.

37. Combined THC and CBD drops for treatment of Crohn's disease. [Internet]. Available from: https://clinicaltrials.gov/study/NCT01826188.

38. Cannabidiol for inflammatory Bowel disease. [Internet]. Available from: https://clinicaltrials.gov/study/NCT01037322.

39. A study to determine the maintenance of effect after long-term treatment of Sativex® in subjects with neuropathic pain. [Internet]. Available from: https://clinicaltrials.gov/ct2/show/NCT00713817.

40. Combined THC and CBD drops for treatment of Crohn's disease [Internet]. Available from: https://clinicaltrials.gov/ct2/show/NCT00711880.

41. A study of Sativex® for pain relief due to diabetic neuropathy. [Internet]. Available from: https://clinicaltrials.gov/show/NCT00710424.

42. A study to compare the safety and tolerability of Sativex® in patients with neuropathic pain. [Internet]. Available from: https://clinicaltrials.gov/ct2/show/NCT00713323.

43. A study of Cannabis based medicine extracts and placebo in patients with pain due to spinal cord injury. [Internet]. Available from: https://clinicaltrials.gov/ct2/show/NCT01606202.

44. The use of a water soluble under the tongue (sublingual) CBD tablet for treating pain associated with diabetic peripheral neuropathy. [Internet]. Available from: https://clinicaltrials.gov/ct2/show/NCT04088929.

45. An observational post-marketing safety registry of Sativex®. [Internet]. Available from: https://clinicaltrials.gov/show/NCT02073474.

164 Canabidiol: Compêndio Clínico-Farmacológico e Terapêutico

46. A randomized study of Sativex on cognitive function and mood: multiple sclerosis patients [Internet]. Available from: https://clinicaltrials.gov/show/NCT01964547.

47. A study to evaluate the effects of Cannabis based medicine in patients with pain of neurological origin. [Internet]. Available from: https://clinicaltrials.gov/ct2/show/NCT01606176.

48. A study of the safety and effectiveness of Sativex®, for the relief of symptoms of spasticity in subjects, from phase B, with multiple sclerosis (MS). [Internet]. Available from: https://clinicaltrials.gov/show/NCT00681538.

49. A parallel group study to compare Sativex® with placebo in the treatment of detrusor overactivity in patients with multiple sclerosis. [Internet]. Available from: https://clinicaltrials.gov/show/NCT00678795.

50. A study of the long-term safety of Sativex use. [Internet]. Available from: https://clinicaltrials.gov/show/NCT01606137.

51. Trial to evaluate the effect of Nabiximols oromucosal spray on clinical measures of spasticity in participants with multiple sclerosis (RELEASE MSS1). [Internet]. Available from: https://clinicaltrials.gov/show/NCT04657666.

52. A long-term safety extension study of delta-9-tetrahydrocannabinol (THC) and cannabidiol (CBD) in multiple sclerosis. [Internet]. Available from: https://clinicaltrials.gov/show/NCT01610687.

53. Sativex versus placebo when added to existing treatment for central neuropathic pain in MS. [Internet]. Available from: https://clinicaltrials.gov/ct2/show/NCT00391079.

54. Neurophysiological study of Sativex in multiple sclerosis (MS) spasticity (NS-MSS). [Internet]. Available from: https://clinicaltrials.gov/study/NCT01538225.

55. Evaluate the maintenance of effect after long-term treatment with Sativex® in subjects with symptoms of spasticity due to multiple sclerosis. [Internet]. Available from: https://clinicaltrials.gov/study/NCT00702468.

56. An open-label extension trial of cannabidiol (GWP42003-P, CBD) for seizures in tuberous sclerosis complex (GWP-CARE6). [Internet]. Available from: https://clinicaltrials.gov/show/NCT02544750.

57. A randomized controlled trial of cannabidiol (GWP42003-P, CBD) for seizures in tuberous sclerosis complex (GWP-CARE6). [Internet]. Available from: https://clinicaltrials.gov/ct2/show/NCT02544763.

58. A safety, efficacy and tolerability study of Sativex for the treatment of spasticity in children aged 8 to 18 years. [Internet]. Available from: https://clinicaltrials.gov/show/NCT01898520.

59. Full-spectrum medical cannabis for treatment of spasticity in patients with severe forms of cerebral palsy (HemPhar). [Internet]. Available from: https://clinicaltrials.gov/show/NCT04634136.

60. The effect of Cannabis on dementia related agitation and aggression. [Internet]. Available from: https://clinicaltrials.gov/show/NCT03328676.

61. Trial of Cannabis for essential tremor. [Internet]. Available from: https://clinicaltrials.gov/show/NCT03805750.

62. A study to compare sublingual Cannabis based medicine extracts with placebo to treat brachial plexus injury pain. [Internet]. Available from: https://clinicaltrials.gov/show/NCT01606189.

63. Nabilone and THC/CBD for the treatment of FBSS refractory pain. [Internet]. Available from: https://clinicaltrials.gov/ct2/show/NCT03210766.

64. Cannabidiol expanded access study in medically refractory Sturge-Weber syndrome. [Internet]. Available from: https://clinicaltrials.gov/show/NCT02332655.

65. Novel cognitive treatment targets for Epidiolex in Sturge-Weber syndrome. [Internet]. Available from: https://clinicaltrials.gov/ct2/show/NCT04447846.

66. A study to assess the safety and tolerability of ZX008 in children and young adults with Dravet syndrome or Lennox

Gastaut syndrome currently taking cannabidiol. [Internet]. Available from: https://clinicaltrials.gov/ct2/show/NCT03467113.

67. Clinical study of cannabidiol in children and adolescents with Fragile X (CONNECT-FX) (CONNECT-FX). [Internet]. Available from: https://clinicaltrials.gov/ct2/show/NCT03614663.

68. Trial of cannabidiol (CBD; GWP42003-P) for infantile spasms (GWPCARE7). [Internet]. Available from: https://clinicaltrials.gov/ct2/show/NCT02953548.

69. Effects of cannabidiol (CBD) on the activation of autophagy and inflammation genes, functional consequences in virologically controlled HIV-infected patients (GALIG-CBD). [Internet]. Available from: https://clinicaltrials.gov/study/NCT05306249.

70. CBD treatment in hand osteoarthritis and psoriatic arthritis (NordCAN). [Internet]. Available from: https://clinicaltrials.gov/study/NCT03693833?tab=results.

71. Comparison of cannabinoids to placebo in management of TMJ pain and myofascial pain in the TMJ region. [Internet]. Available from: https://clinicaltrials.gov/study/NCT04298554?tab=results.